がん「五人の名医」に生かされて

光、空気、水、土、食物

余命半年から30年

長友明美
Akemi Nagatomo

コスモ21

がん「五人の名医」に生かされて　もくじ
（光、空気、水、土、食物）

3 一心病院でユニークな統合医療と出合う

4 驚きの妊娠!! 奇跡の双子出産

5 医者任せではなく がん克服に向けて自らの「青写真」をつくろう

6 食事療法こそがすべての治療法の基礎 がんを予防する食事の国際的基準とは

7 私が実践した家庭でできる自然療法

8 生かされていることへの「気づき」と人生観の転換を

9 がん死を確実に減らす「第1次予防」

カバーデザイン◆中村　聡
本文イラスト◆奥田志津男

プロローグ　がん治療には自分流の統合医療を！

がんの治療に「魔法の弾丸はない」――私はこの当然の事実に気がつくのに長く時間がかかりました。そんな薬や治療法があるなら、がんと診断されてもだれもショックは受けないはずです。治療する側の医師からすれば、これは当たり前のことなのでしょうが、治療を受ける側の患者は、完治するという大きな期待しか頭にないのですから、初めからそんなことを考えるはずがありません。

MDアンダーソンがんセンターの上野直人准教授は「がんは一つの特効薬や手術で治るような病気ではないので、標準治療のガイドラインにそった外科療法、放射線療法、化学療法を組み合わせた集学的治療を行うのが最も望ましい」「(『最高の医療を受けるための患者学』)と述べられています。

この「三大療法による標準治療」が「最も素晴らしい治療」とも書かれていますが、たとえそうであっても現実は、日本で1年間に34万人の人が「もうこれ以上、治療法がありません」と告げられて亡くなっているのですから、標準治療だけで十分ということを意味しているわけではないでしょう。

「がんは一つの特効薬や手術で治るような病気ではない」というのは、ほとんどの医師の共通した認識だと思いますが、「そうであるならば、その先をどうするのがいいのか」ということになると様々な考え方があります。

一つは標準治療を行う大多数派であり、いわゆる正統派です。三大療法に限界があるとしても、これ以外に科学的根拠（エビデンス）のある治療法はないのだから、次は臨床試験に参加したり、次の薬が出てくるのを待ったり、あくまでも標準治療だけで延命できるところまで行くしかないということなのでしょうか。

もう一つは少数派の「がんの統合医療」です。最も愛する人である夫、妻、親、子どもなどががんになったとき、三大療法を受けていて限界がきたとき、「魔法の治療法」がないのであれば、どのような治療を受けさせてあげたいと願うでしょうか。

私は、様々な医学、医療の欠点を補い合い長所を生かすことで患者に最も適切な全人的治療を選択する統合医療が可能であるならば、それを受けたいと思います。

「なぜがんの治療は統合医療であるべきか」という問いに対して、「それはほとんどの患者が統合的なケアを望んでいるからです」とアンドルー・ワイル博士（『がんの統合医療』）は述べています。調査によると患者の90％は病院の通常の治療を受けながら、「ほかの療法」

を併用しているといいます。患者は、ある一つの方法でがんを治すのは難しいことを知っているので、利用できるものはなんでも取り入れようと考えるのだと思います。

三大療法だけでは十分ではないという現実を前にして、相補・代替《だいたい》医療（ＣＡＭ）も治療に取り入れ、総合的にがんと闘ったほうがより患者のためになるのではないかという考えから「統合医療」という治療法が出てきたのは、自然な成り行きではないでしょうか。

米国政府が国家的レベルでＣＡＭに取り組むようになったのをきっかけに、日本でもＣＡＭをめぐる動きは活発化し、２００８年に「統合医療こそ、真の国民のための医療である」という信念のもと、日本統合医療学会（ＩＭＪ）が設立されました。

統合医療の中心はあくまでも三大療法であり、より治療効果を上げるように、他の療法を統合しようとするものです。現代医学を拒否しＣＡＭだけでやるのは統合医療とはいいません。手術を拒否して、手遅れになった患者さんに会ったこともあります。

今のところ手術にとって代わる確実にがんを治す方法はないのですから、まず手術するのが第1の選択です。がんの特効療法はないにもかかわらず、ある先進医療だけとか、またはある一つのＣＡＭだけに命を懸けている人もいますが、これは統合医療と正反対の考え方です。がんは「一本槍」で勝てるほど弱い相手ではありませんので、使えるものはなんでも使う総合戦でやるべきだと思います。

今世紀に入って、米国の統合医療の大きな発展を見て、私は日本でも統合医療の潮流がもっと大きくなっていくだろうと思っていましたが、期待しすぎでした。

日本では統合医療の理念に共鳴する医師はたくさんいても、本格的に統合医療に取り組んでいる病院やクリニックは少ないのです。がんの統合医療の理念を実際に実現した病院が現れるのを待っていても、「混合診療」ができないといった医療制度などの壁もあり、それは当分期待できないだろうと思います。統合医療の理念や理想は素晴らしいが、現実には存在しない名前だけの治療法のような印象を受けます。

いずれにしても、統合治療をやってくれる病院があろうがなかろうが健康を取り戻すために患者自身が「自分の責任でやらなければならないこと」は同じです。だれかが私の代わりにウオーキングに行ってくれたり食事をしてくれたりするわけではないのですから。

統合医療をやってくれる病院がないのであれば、自分流に統合医療的取り組みをすればいいのではないか、というのが、私がこの本を書く大きな動機なのです。ただ医師任せの「まな板の鯉でいいのですか」といいたいのです。

統合医療的なことを自分でやるといっても、独りよがりにならないためにも、実際に統合医療をやっている医師の見本となるやり方を学ぶ必要があります。私がまずモデルにしたのは、私が入院したときに実際に受けた小林常雄先生の方法です。

私は、１９８２年にⅣ期の「絨毛《じゅうもう》がん」と診断され、余命６ヶ月とみられていました。そのとき、私はまだ統合医療という言葉も治療概念もない時代に、がん治療に役立つと思われるものはなんでも偏見なく受け入れる度量をもった先生たちによる統合医療の治療を受け、幸いにもそのような状況を乗り越えることができました。

そのほかにモデルにしたのは、アンドルー・ワイル博士のナチュラル・メディスン、そして、ワイル博士が「真の意味でがんの統合医療に取り組んでいる唯一のクリニック」というがん統合医療のパイオニアであるキース・ブロック（Keith Block）博士の方法『Life Over Cancer』、ダヴィド・シュレベール博士の『がんに効く生活』、カール・サイモントン博士の『がんのセルフコントロール』、さらに、帯津良一先生や福田一典先生（『自分でできる「がん再発予防法」』）、伊丹仁朗先生（『絶対あきらめないガン治療・30の可能性』）らの提示される統合医療です。

私が本書で紹介するのは、個々の方法でがんをやっつけようというような特別の治療法ではありません。昔から行われてきた食養生法、温泉療法、温灸、丹田呼吸法、瞑想、運動、西式健康法などによって人間が生まれながらにもっている治癒力を強めようという健康増進法です。それらを使って自助努力で取り組むセルフケアプログラムであり、がんのセルフコントロール・プログラムです。

ただし、これらはすべて自分自身の責任で取り組まねばならないものです。どんなに子どもが苦しんでいても、親が子どもの代わりに病気になることはできません。だれも助けてくれる人はいないのですから、本当に自分で治す気がなかったり、治るために最善を尽くす決意がなければ、どの療法一つとっても真剣に取り組むことはできないでしょう。

そして、それぞれ一つひとつの療法の力は小さいけれども、全部の力を合わせれば、それが総合されてついには一つの大きながんと闘う力になってくれるだろうということを信じて取り組むのです。統合医療的アプローチで「がんと闘う総合的な力」をいかに強めるか、それがこの本で私が一貫して追求するテーマです。

垂直にそそり立つ断崖絶壁を遠くから眺めると、登れるはずがないと、最初からあきらめてしまいそうになります。しかし、崖の近くに来てみると、崖にはあちこちに手や足をかけることができるとっかかりや窪みがあることがわかり、絶望的に見えた壁も、やってみれば登れるかも知れないという希望が出てくるものです。

がん患者もこれと同じようにがんが自分の前に立ちふさがる高い壁のように感じられ、絶望的になったり希望を失いかけたりするときがあります。そのとき、壁を前にして、なにもしないであきらめるか、それとも希望をもって最初のとっかかりを見つける努力をするかです。落ち着いてじっくりと探せば、必ず手がかりがあちこちに見つかるはずです。そうしたら、それをきっかけに次の足がかりが見えてくるはずなのです。そこで、勇気を出して挑戦してみると、アイデアがいろいろ出てきて、いくらでも工夫をしてより上手に登る方法があることもわかってくるようになります。

本書でそのような手がかりやとっかかりを見つけていただければ、著者としてこれ以上の喜びはありません。なお、本書のタイトルは、７章の自然療法の所で紹介した「光、空気、水、土、食物の五人の名医に治してもらいなさい」といつも口癖のようにいっていた私の主治医の言葉から使わせてもらいました。

患者さんは、一人で険しい崖を一歩一歩登っていかねばなりません。登り切った頂には、雲一つない青空が広がり、虹が輝き、眼下には素晴らしい景色が広がっているでしょう。その晴れ晴れとした気持ちを１日でも早く迎えられることを心より祈っております。

２０１２年（平成24年）５月１日

1

ニューヨークで「絨毛《じゅうもう》がん宣告」!!
肺にも転移

発病までの経過

夫の仕事の関係で西アフリカのシエラレオネ国（悲惨な内戦を描いた映画『ブラッド・ダイヤモンド』の舞台になった国）に滞在していたとき、１９８１年11月29日に現地の病院で死産をしたのが病気の始まりでした。

臨月になっても生まれないので帝王切開をしようということになりました。それは入院してからわかってきたのですが、シエラレオネの病院には電気、水道、薬局もないし、手術は懐中電灯で照らしながらやるという状況でした。

産婦人科の先生から、だれか血液を売ってくれる人を見つけてきなさいといわれて、夫が走り回って容器２本分を確保しました。この国には輸血用の血液など保存されていないのです。

しかし、看護師さんたちが、手術は失敗して死ぬ危険が大きい、そういうケースをたくさんみてきたのでやめたほうがいいと強く薦めるのでやめました。

そのあと、運悪く病院に医師がいないときに陣痛がきて、なかなか生まれないので、とうとう看護師さんたちが私の腹をぎゅうぎゅう押してやっと赤ちゃんを押し出しました。

結局死産になり、私はなんとか助かりましたが、後産の処置も十分にされないまま（もちろんそのときはなにも知りませんでしたが）退院しました。これががんの始まりだったのでしょう。

ちなみにシエラレオネのひどい医療事情の一端を次の米週刊誌ＴＩＭＥの記事（２００８年９月29日号）で知ることができます。

『シエラレオネの人口６３０万人に対して、（私が入院したときから27年たった）２００８年でも公立病院の医師は全国でわずか64人しかいず、そのうち産婦人科医はたった５人しかいない。プリンセス・クリスチャン・マタニティ・ホスピタル（私が入院していた病院）でも、２００８年の１～６月に８８９人の赤ちゃんが生まれたが、出産時に９％にあたる78人の妊婦（母親）が死亡している。ほとんどの女性が医師に診てもらうことなく出産するため、出産時に死亡する妊婦の死亡率が極端に高い。米国では４８００回の出産のうち１回、スウェーデンでは１７４００回の出産につき１回妊婦が死亡するのに対し、シエラレオネでは、８回の出産につき一人の妊婦が死亡している』

肺にまで転移していたがん

退院後も出血と右脇腹の痛みがやまず、顔ははれ、吐き気、微熱、めまいが２ヶ月も続きました。西アフリカで一番医療の進んでいるはずのコートジボアール、さらにナイジェリアにまで行って診てもらいましたが、結局どこが悪いのか診断できる医師がいませんでした。

しばらく静養したら良くなるだろうという軽い気持ちで一人で日本に帰ることにしました。途中、飛行機の乗り継ぎのためニューヨークに降り、出発日を待っていましたが、体の衰弱がひどくなり、出発をキャンセルして友人に婦人科クリニックへ連れて行ってもらいました。

診察を受けると、子宮がすでに妊娠3ヶ月くらいの大きさになっているというのです。ふつうなら20分ほどですむらしい掻爬《そうは》手術が、私の場合は、2時間もかかりました。掻爬したとき、約60グラムの塊が出てきたそうです。

クリニックの園田明淑先生は摘出物を見たとき、妊娠ではないことがすぐわかったので、それを病理検査に出しておかれたのです。

その検査の結果、がんであることが判明し、先生からがんであることを告げられました。1982年2月26日でした。胸部X線写真には4ヶ所に黒いマジックで矢印がつけてあり、それは、すでにがんが肺にまで転移していることを示すものでした。

最先端のメモリアル・スローン・ケタリングがんセンターへ

ニューヨークにある世界的に有名なメモリアル・スローン・ケタリングがんセンター（MSKCC）に入院することになりました。

入院手続きをしている間、静養していましたが、このころ、脇腹の痛みは徐々に減り、代わりに胸に痛みが出るようになりました。夜中に心臓の鼓動が早くなったり遅くなったり、長い間続いた出血のために貧血になり、めまいや立ちくらみが頻繁に起きました。体力は衰弱し、トイレに行くのがやっとで自分一人ではなにもできない状態でした。

意識はもうろうとなり、毎日だれかに追いかけられて殺されそうになる夢を見るようになりました。つかまれば死んでしまうと感じるので、絶対にあきらめてはだめだと自分にいい聞かせました。真暗な闇の中に引きずりこまれそうになりましたが、いつも命からがら必死ではい出していました。

こんな闘いが昼も夜も毎日続きました。「死」を意識するようになったのはこの闘いが始まってからです。入院するまでの2週間は、まさに目に見えない霊的な闘いの期間でした。

メモリアル病院はマンハッタンのイースト川の近くにあり、20階建ての高級ホテルのような病院です。国連ビルが近くにあります。私の病室は10階で、病室の窓からは、林立する摩天楼やイースト川がはるかに望め、夜になるとイースト川にかかるクィーンズボロ橋が照明で美しく輝いて見えました。

シエラレオネの水も電気もないホコリまみれの貧しい病院を見てきたので、ここの病院の建物の大きさや近代的設備、絵画がかけられ、快適で美しい病院の環境を見ただけで、私の病気は治るだろうと思われたほどでした。

しかも、メモリアル病院のがん治療は、世界最高のレベルといわれればなおさらです。

化学療法でどんどん衰弱

メモリアル病院では、10日間入院し、前半5日間に治療し、後半5日間は検査していったん退院、2週間したら再び10日間入院するというサイクルを繰り返すと説明を受けました。病名はGTDといわれ、絨毛がんのことです。

治療は日本と異なり夜8時から始まります。毎朝、試験管5本分の採血があるだけで、昼間は、面会、読書、散歩など自由。夜8時になると、病院内が急にあわただしくなります。

私の治療は子宮に残っているがん細胞と肺に転移しているがん細胞を抗がん剤で攻撃しようという化学療法です。それまで化学療法でひどい副作用が出るというような知識はまったくありませんでした。

吐き気止めと痛み止めの注射を2本してから、点滴が始まります。点滴液と一緒に、大きな注射器1本分ほどの抗がん剤を10分近くかけてゆっくりと入れていきます。点滴を始めて1時間くらいすると、意識がなくなり、ぐっすりと眠りこんでしまいました。

翌日はすっきりと目覚め、朝食もおいしくいただけました。こんな清清しい気分に浸ることができたのは何ヶ月ぶりだろうか、私はやっと本格的な治療を受けることができると思い、安堵の胸をなでおろしました。

2日目も朝は採血、夜は点滴と抗がん剤注射を受けて眠りにつきました。ところが3日目の朝、目は覚めましたが目が痛くてあきません。

やっと薄開きしても涙がポロポロと出て、窓から差し込む朝の日差しや病室の白い壁がまぶしくて目をあけていることができません。それに口の周りと内側、舌の上部に口内炎がたくさんできていて、痛くて口も動かせないのです。

やがて朝食が運ばれてきて、一口入れた途端、吐いてしまいました。まるでそれが合図であるかのように、それからは30分も間をおかず、1日中ひっきりなしに吐き続けました。吐くものがなくなると胃液や胆汁が出てきました。そのうち、割れるような激しい頭痛に襲われ、これが24時間続きました。

こうして3日目からは、一転して抗がん剤による激しい副作用にみまわれ、地獄の苦しみを味わうことになったのです。下痢は続き、すぐ吐くので食事はなにも口に入りません。そのうちだんだんと顔は黒ずみ、爪の赤みが消え、副作用で体はますます衰弱していきました。眠くても眠れず、食べようと思っても食べられず、目を開けることも話すこともできません。なにかを考える力もなく、まさしく生きた屍《しかばね》のようでした。副作用は退院するまで続きました。

メモリアル病院の食事は、ホテルのように実に豪華です。毎朝食事の注文を取りにきます。大きなステーキ、チーズ、バターや油を豊富に使った料理、ケーキ、果物、アイスクリーム、ジュース、コーヒー、紅茶などのほか、希望すればワインも出ます。食べるとすぐ吐いてしまうので、せっかくのご馳走も最初の2日しか食べられませんでした。

20階建てのこの病院の15階のフロア全体がボランティア用のフロアになっています。ボランティア活動には、この病院で働く医師の夫人たちやスタッフの家族も週2回必ず参加して、患者を励ましています。

編み物、ステンドグラス、手芸、絵画、工作などの材料が用意されていて、患者はボランティアの人と一緒に毎日なにか一つ作品を完成させていくのです。

動けない患者に対しては、病室まで本などをもってきてくれたり、ベッドの上でできるドライフラワーのつくり方を教えていました。一つ完成すると、すぐに次のものをもってきてくれて、ケアを絶やしません。病院専属の牧師《チャプレン》さんが毎日ベッドサイドまで来て頭に手を置いて祈ってくれました。

10日間の入院中、最後の日には吐き気も少しおさまり、食事もなんとか口に入るようになりましたが、今度は髪が抜け始めました。また、大腿に荒っぽく頻繁に注射をされたため、片足が痛くて歩けなくなりました。そんな状態でいったん退院しました。

日本の病院へ転院を決める

退院後、髪はますます抜け、梳《す》けば束になって落ちるほどでした。動けないのでずっと横になっていましたが、明るいものを見ると目が痛むので、いつも部屋を真っ暗にしていなければなりませんでした。

心臓の鼓動は不規則で胸が頻繁に痛みました。暗い部屋に一人でいると不安がいっそう募り、眠れない日が続きました。

退院して2週間後、同じ治療を受けるために再び入院することになっていました。この間に、このままメモリアル病院で治療を続けるかどうかを決めなければなりません。ここの病院の医師やカウンセラーは、「多くの日本の医師や学者もこのがんセンターに留学し、がんの研究をして帰るのだから、この病院より良い治療を受けられるところはありませんよ」と、ここでの治療を続行するよう薦められました。

そのころ、友人の知り合いのドイツ人医師が私を訪ねてきて、東京の一心病院を紹介してくれたのです。彼は、そこでのがんの統合医療の様子を詳しく見学してきたということで、そこへ移ることを強く薦めてくれました。

抗がん剤の副作用で体はどんどん衰弱する一方だし、主治医にはこの療法を続けても治るかどうかわからないともいわれたし、なによりも死ぬなら日本でという思いから、再入院日の前日に、不安はありましたが日本で治療を受けることに決めました。

2

「心の力」を偉大なる味方にして
がん克服へ

成田から病院へ直行、そのまま入院

1982年4月8日、ニューヨークのケネディ空港を発って一人で日本に向かいました。機内では座席を五人分占領し、ずっと横になっていましたが、体を動かすたびに髪の毛がずるずる抜けました。食事は受け付けないし、吐き気、頭痛や胸の痛みも相変わらず続き、体中が痛みました。立って歩けない状態でしたので、飛行機から降りるときは、車椅子に乗せられて出ました。成田から病院へ直行しそのまま入院しました。

治療の前に始まる言葉による手術

私の頭は混沌《こんとん》としていました。一体私の身の上でなにが起こっているのか？

2ヶ月以上も原因不明の出血が止まらなくて意識もうろうの状態で突然がん告知され、なにも考えるまもなく、がん治療のなかに投げ込まれました。抗がん剤の副作用で一人で動けないくらいに弱り、頭も回らなくなりました。そして、死ぬなら日本でと願ってニューヨークから日本にきました。余命は半年くらいではないかとみられていました。現在の自分はどのような状況におかれているのか。混乱した頭を整理する時間が必要でした。

入院してもすぐ治療は始まりませんでした。主治医の小林先生が回診のとき、どのような治療をするかとか、どのようにがんと取り組んだらいいかといったことなどを、ゆっくりと時間をかけて話してくださいました。こうした時間が与えられたことは、本当にありがたかったし、混乱した頭も整理され、落ち着きを取り戻しました。

振り返って見ると、患者にとって、治療を受ける前、もちろん治療中もですが医師からどのような言葉をかけてもらうかということがいかに重要であるかということを痛感します。私たちががんと診断されたときのことを考えてみると、がん患者は病気に対して大きな不安や恐れを抱いています。

たまたま巡り合った医師に自分の命を任せることになります。患者はただ医師のいわれるままにするしかないのですから、古代ギリシャのヒポクラテスのころから、治療は「言葉、薬、メス」の順であるといわれているように、医師はまず「言葉」で「患者のなかに住む医師」が仕事をしやすいようにしてほしいと思います。医師の希望的な一言が奇跡的治癒を引き起こすこともあります。

医師は患者の腫瘍《しゅよう》だけをみるのではなく、患者の人間全体をみて、患者に希望を与え、患者が積極的に治療に取り組むように手助けをしていただきたいと思うのです。

患者は、これからがんとどう闘っていくかという長期的な展望ももてなければ、治療の全体像も見えないわけですから、自分で戦略を立てるなどということは、考えられないでしょう。がん治療を実際に体験してきた私の現在の立場からみれば、患者自身も治療の最初から積極的に治療戦略を立てたほうがいいということがわかります。それが第5章で描いたがん克服に向けての私流の青写真です。

私の主治医の最初の治療は「自分の病気は自分で治しなさい」と患者を突き放すことから始まりました。

「私は助けることはできますが、あなたのがんはあなた自身がつくったものですから、自分で治してください。医者ががんを治すのではありません。あなた自身ががんと闘って打ち勝つのです」

患者はみんな入院早々にあいさつ代わりにこういわれると最初はちょっとびっくりします。医者任せの「甘え」を捨てさせ、患者が積極的に治療に取り組むようにさせるためです。しかし、医者や薬が治してくれると信じている人たちの考え方を変えるのは簡単ではありません。ですから、治療は消極的な患者の意識を変えていくことから始まるのです。そして、患者の意識が積極的になっていくときに、すでに体のなかでは治癒が始まっているのです。

米国での私の入院生活を思い起こしてもわかるように、ふつうほとんどの患者は、入院しても医師や薬が治してくれるものだという受け身の考え方しかしません。与えられた薬を飲み、治療を受けるだけの生活です。ただ、ベッドに一日中寝ているだけで、医師に運命を任せているのです。自分からなにをすべきかといった考えなど全然出てきません。

ですから、患者が最初に医師から統合医療的な観点から、もしくは全人的な考えで治療に当たると説明を受けたなら、患者は自分の責任を自覚し、積極的に治療に参加するようになると思います。医者任せの甘えも早く捨てられるはずです。患者がどのような治療観をもっているかが重要なのです。

私が取り組む勉強のテーマ（課題）は以下のようなことでした。

①心の治癒力、がんと心の関係に目を向ける（病気と精神の関係を理解して、積極的に取り組む理由を理解する）。
②がんの自然退縮例を読んで、闘病のヒントと、自分の内にがんをも退縮させる偉大な治癒力が備わっていることを学ぶ。
③がん細胞でも正常細胞に戻ることがあることを本やビデオで見て確かめる。
④がんを克服した人に会って闘い方を聞く～がん患者の会などに参加する。
⑤がんを克服した人の手記を読む。

がん＝死の先入観を砕き、生きる意志を強める

がんと闘うとき、まず考えなければならないことは、がんを治そうとする力を邪魔しているものがあるということです。たとえば、恐怖、絶望感、不安、孤独感、ストレスの放置、過労・運動不足、喫煙、食事などです。

そして最大の障害は、患者が心に抱いている「がんは不治の病」という否定的なイメージです。これを取り除かない限り治る力が働きたくても働けません。

「世の中はがんについて多くの誤解で満ちています。がんを死に至らしめる病気だと考え、がんになったら、みんな絶望的になります。このような誤った認識を徹底的に打ち砕かなくてはがんとの闘いには勝てません」「これを読んで、がんの勉強をしてください。そうすれば、そこから闘病のヒントをいろいろ学ぶことができるでしょう。また、具体的な希望を見出だすこともできるでしょう。これまでに、多くの患者さんたちがこれを読んで闘いました。闘う意志のない人は最初から敗けたようなもの。恐れるべきはがんではなく、絶望という心の病なのです」といって先生から分厚いファイルが手渡されました。

このファイルには、がんの自然治癒の症例を集めたコピーや、がんについての新聞記事、雑誌のコピーなどがたくさん集められていました。

私ががん告知を受けたころは、まだ患者にがん告知をすることさえ一般的ではありませんでしたが、今はがんの告知も当然のことになりました。

がん医療も大きく進歩し、がんの受け止め方も大きく変わってきました。昔に比べてがん＝不治の病というイメージは弱くなったとはいえ、それでもがんと診断されると患者や家族を巻き込んで大きな波乱を引き起こすことには変わりありません。

がんと診断され、本人も家族もショックを受けるのは、がんは治らないと思いこむからです。ですから、小林先生の治療は、患者が抱いているがんに対する誤った先入観、悲しい結末になるTVドラマ、マスコミを通してできあがった暗く悲観的な社会通念を打ち砕くことから始まりました。

患者の積極的闘病姿勢が、がんの進行を遅らせる

小林先生は「これまで、たくさんのがんの患者さんを診てきて、治療に希望をもって一生懸命闘う患者は、はっきりと治療の効果が現れます。もう治らないと思い込んで、消極的で絶望的な患者は、どんなに医者が頑張ってもどうにもなりません。希望をもつ人間は、しばしば奇跡を思わせるほどに強い自己治癒力を示します。逆に絶望の淵に立ったときの

人間は心身ともに砂糖菓子のようにもろい」と、治療効果が良く出るか否かは、結局最後は患者自身の闘病姿勢にかかっていることを強調されています。次頁の図はこのことを裏付ける研究結果です。

小林先生は患者がやってみたい治療法や民間療法があれば、どんなものでもそれを否定したりするのではなく、逆に患者さんたちに「自分のがんにこういう治療をしてほしいというものがあったらやってあげるからなんでも探してきなさい」といわれるのです。タヌキの肉がいいという人やカラスの血が効くんだといってカラスを捕まえてきた人がいたりしてびっくりしたこともありましたが、要は患者も自分の頭で考えて闘病に取り組みなさいというわけです。

次頁の図は患者の積極的闘病姿勢が、がんの進行を遅らせることを示した有名な研究です。英国のグリアー（S・Greer）が行った調査は1985年に英国の有名な医学誌「ランセット」に発表されました。62人の乳がん患者を四つのグループに分け、がん告知を受けてから、病気の受け止め方によって死にいたる経過がどのように異なるかを、十数年追跡して調査をしました。Aグループの人たちはがんだといわれても、自分がそれに負けてしまうとは思いませんでした。むしろ、がんに打ち勝ってやろうと思い、病気になっても

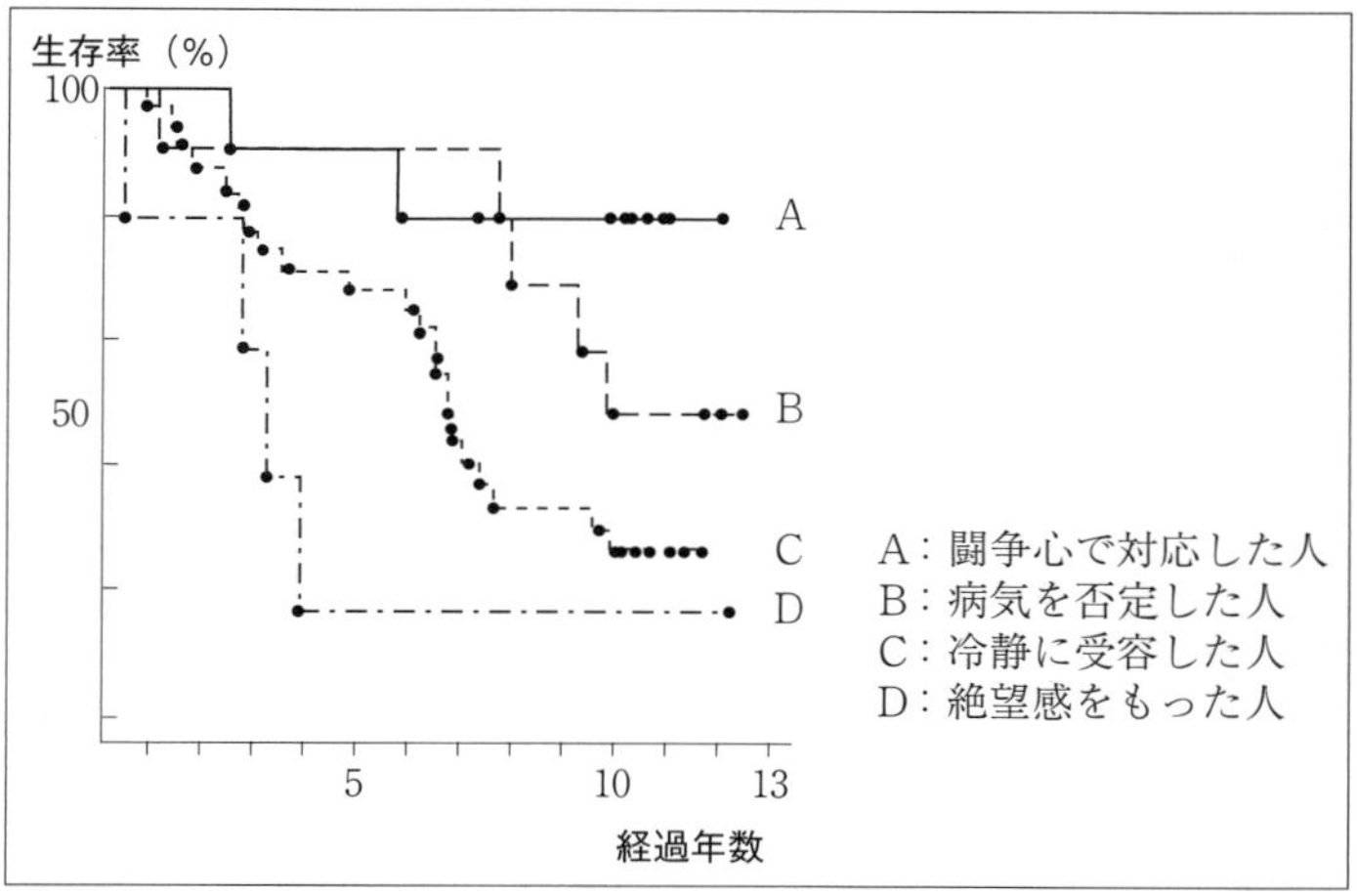

がん患者の心の状態と生存率（「Lancet」1985）

闘争心をもって治療に積極的に取り組んだ人たちです。

Bグループは病気を拒否した人たちです。自分はがんではないと決めつけたり、医者の告知を拒否したり、がんでも大丈夫と考え、積極的な逃避をした人たち。

Cグループは静かな態度で冷静に受けとめた人たち。特に自分にできることはない、医者に任せようという態度でした。Dグループの人たちは絶望感に陥った人たちで、がんで死んでしまうという恐怖心に四六時中さいなまされていました。最も生存率が高かったのがAで、次いでB—C—Dの順でした。

絶望が生存率を低めるということも明らかになりました（『がんは気持ちで治るのか』

川村則行）。肝心なことはどんな治療法を受けようとも、患者の心がどっちを向いているのか、治そうという意気込みはあるのかということなのです。

心理療法を受けた患者のほうが生存率が上がる

米スタンフォード大学のＤ・シュピーゲル教授が行った研究は、がん患者に対する心理療法の有効性を証明しています。

末期乳がん患者を通常の治療（抗がん剤と放射線）だけを行ったグループＡ（36名）と通常療法のほかに心理療法を行ったグループＢ（50名）にわけ、10年間の生存率を調べました（「ランセット」に掲載１９８９年）（次頁図）。

Ａグループは４年後に全員死亡したのに対し、心理療法を受けたＢグループは10年後にも10％が生存しており、全体の生存率はＢグループがＡグループより２倍も長かったのです。その後同様な研究がなされ、患者の寿命を延ばすには、化学療法だけとか、心理療法だけより、二つを合わせた物心両面の治療を行ったほうが有意義であることが明らかになりました（『がんは気持ちで治るのか』）。

これらの研究は患者の態度と治療効果に相関関係があることを示すものです。つまり、

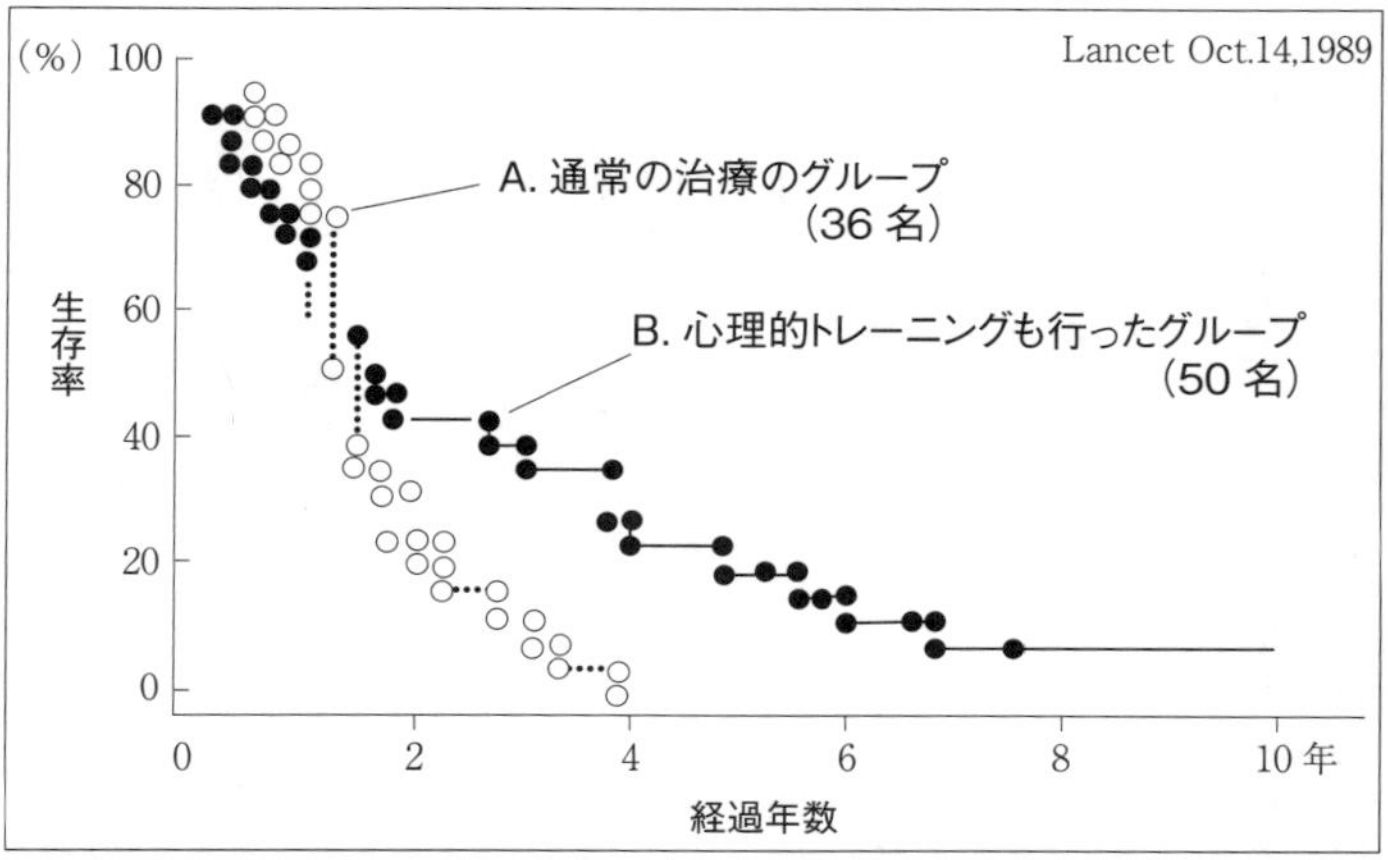

末期ガンの人でも、心理的トレーニングすると長生きできる（スタンフォード大学1989年発表）

患者の生きる意志を強め、積極的な態度で闘病に取り組ませるほうが治療効果や延命効果があがることを証明するデータです。

先生はこれらのデータを示して、なぜ患者が「積極的に取り組まねばならない」のかということの意義を理解させようとされたのです。このように心理療法の有効性が証明されている研究があるのですから、実際のがん治療の現場で心理療法を活用すべきです。

がんの自然退縮に学ぶ

「がんはいったん体に巣くったら宿主を死に至らしめるまで増殖し続ける」。がんは自然治癒力が働いて治ることはなく、医学的介入がなければ必ず死ぬ病気と考えられています。

だから、自然退縮のような現象からなにかを学ぼうとか、意義や意味を見出そうとしません。しかし、私が入院して先生に最初に読むように薦められたのは、池見酉次郎《ゆう》九州大学名誉教授と中川俊二大阪ＰＬ病院院長（当時）が集められた「がんの自然治癒」の症例のコピーでした。体が自らを治す能力をもつことを示す実例です。

がん克服のヒントを学ぶ資料として提供してくださったのです。とにかく先生としては患者に少しでも希望を与えて闘う意志を強めようとされたのです。

小林先生は医学生時代にベーチェット病、バーガー病、疑似脳腫瘍と次々と大病に侵されましたが、これを全部、精神転換で自然治癒したという体験の持ち主です。

先生は観念ではなく、自分の実体験から、精神に奇跡をも起こすような力があることを熟知しているので、その心の力を患者からいかにしたら引き出せるかに苦心されたのです。ですから、だれも見向きもしない自然治癒の症例に注目し、そこにがんに勝つ秘訣を患者に学ばせようとされたのです。

自己治癒力をどこまで信じられるか

がんと闘ううえで、本来人間に備わっている自然治癒力の強さを心の底からどれだけ信じられるかが問題です。私は入院したその日からこの「がんの自然治癒」の記事を見せられ、がん克服の秘密を勉強させられました。

がんも自然に治癒することがあるという事実を知らされると希望が出てきました。私は、同じことが私にも起こり得るという可能性を信じました。『自分には治る力がある』と信じること、これが闘病の出発点です。

自己治癒力を信じられる者にとっては、自然治癒の症例は大きな希望を与えてくれる大切な資料です。がんでさえ治癒させるほどの強力な「自己治癒力」が自分のうちに秘められていることを信じるのです。

心身相関理論に基づく治療戦略

人間の病気を心身一如の広い立場から見た場合、「心と体を切り離すことができるのは言葉の上だけのことだ。人間が心身であって身だけではない以上、あらゆる病気は心身相関病である。病気に対処する治療戦略は、まずこの事実に立脚していなければならない。あらゆる病気が心身相関病だということは、あらゆる病気が身体的要素と精神的要素の両面がある」ので、両面からのアプローチが必要ということです（『ひとはなぜ治るのか』

アンドルー・ワイル)。

コインの裏と表が切り離せないように、心と体は切り離せません。闘病において、患者の心のもち方一つで、治療効果が左右される理由はここにあります。ですから、心と体の相関関係をまずはっきりと理解し、それを闘病の中心(土台)にすえるのです。そうすれば、闘病に積極的に取り組むことができるようになります。

心とがん、ストレスとがん、心と体の相関関係(心身相関理論)が理解できるようになると、体の一部にできた病巣だけを見つめるのではなく、そのがんを生んだ担がん母体を心身両面から見つめなければならないことがよくわかるのです。これが「がんは全身病」とみる統合医療の見方です。

心理的介入によってがんをコントロール

心理的ストレスが免疫系、内分泌系に影響を及ぼし、がんを発生させます。このプロセスを逆に利用して心理的介入によって、がんを征圧しようとする心身相関の理論がサイモントン療法なのです。

がん患者の闘病姿勢と治療効果に相関関係があることを知ったサイモントン博士は、「心の状態が病気を生み出す原因になるということの裏を返せば、私たちの心の在り方や、態度のもち方によっては健康を維持したり、また回復することも可能だ」と考えました。そこで、患者に積極的な態度をとるようにさせ、生きる意志を強めてやれば治療効果をあげられるはずだと考え、患者が積極的に闘病に取り組むようにさせる療法をつくりあげたのです。そうすることが、がんを征圧し、健康にもどる第一歩を踏み出すことになるのです（『がんのセルフコントロール』）。

患者が希望や安心感を得、生きる意志、病気を治す意志を強くもつことができれば、その結果として体内の免疫活動が増強され、がんの発育を抑えられるという理論です。

心が体に影響を及ぼして、病気を治すということが理論的にわかって初めて治療に「参加」するという意味、「がんと闘う」ことの意味や「どのように闘うか」が明確になったのです。

以上のような心身相関理論を治療に応用し、人間の内側（心の側）からさらに積極的に働きかけて治癒力を高めようとするのが、サイモントン・テクニックと呼ばれるイメージ療法です。テープを聞きながら体をリラックスさせ、がん細胞が白血球、放射線や抗がん剤で破壊され、健康を取り戻していく状態を具体的にイメージとして描くのです。

私の病室では、これを朝食前、昼食後、就寝前の1日3回、全員で実行しました。温熱療法を受けているときにもこのテープを聞きました（第7章277頁参照）。

視聴覚教育のプログラム

病院の治療の一環として、視聴覚教育のプログラムが組まれていました。人間の五感（視覚、聴覚など）も総動員して免疫能を強めて闘うのです。ビデオを見るのもそのためです。毎日午後2時から3時半までがビデオの時間です。

ふつうならば、昼食後の昼寝の時間ですが、私は毎日ビデオ室に行き、ビデオを見ました。ビデオは医学的なもの、映画やドラマまで備えてありました。くじけそうになる患者の勇気を奮い立たせ、積極的に病気と闘うようにさせるためです。

「ベンハー」「十戒」「ロッキー」「日蓮」「イエスの生涯」などの映画が強く印象に残っています。闘病中に見ると健康なときに見たのと違って、多くのインスピレーションや闘う力、それに多くの「気づき」を与えてくれました。「笑い療法」用のビデオがあればもっと良かったです。

がんと闘うミクロの戦士たち

私に大きな確信と勇気を与えてくれたのは、がん細胞と白血球が闘う様子を記録した医学ビデオでした。ミクロの戦士白血球は、体内に敵が侵入してくると、それを攻撃する軍隊の役割をしているということは知っていましたが、それを実際に映像で見ると、単なる知識とは違って大きな力となりました。

がん細胞がやってくると白血球がこれに襲いかかり、がん細胞を追いかけていき、ついには食いつくしてしまいます。

このビデオは何度も見て目に焼き付けました。「同じことが私の体のなかでもおこっているのだ」という確信を強めるためです。このような具体的な知識とイメージががんと闘う力となるのです。このビデオはイメージ療法を治療に取り入れるときに非常に役立ちました。

温熱治療や化学療法を受けているときにもビデオで見たこのイメージをいつも鮮明に思い浮かべながら「白血球よ、ガンバレ、ガンバレ」と声援を送りました。否定的な想像や考えを取り除き、絶えず肯定的な考えやイメージで心を満たしていくと、それにつれて体も変化していくのです。

ＮＨＫ番組「人間はなぜ治るのか」

「精神神経免疫学」（「こころとからだ」の医学）〜心の状態が神経系を介して免疫系に影響を及ぼし、それが身体状態を変化させて疾病をつくり出したり、改善したりする、その過程を研究する学問〜が発達し、心と体の関係がはっきりとわかるようになってきました。１９９０年代以降は、積極的に自然退縮例も取り上げ、研究するようになってきました。

１９９３年に放送されたＮＨＫスペシャル『人間はなぜ治るのか』という番組は、それまでまじめに取り上げられなかったがんの自然治癒、心とがんの関係を精神神経免疫学の観点から取り上げた番組でした。番組は三部からなっています。

第一部　治療を受けないで末期がんが自然退縮した患者さんたち

第二部　治療を受けて生還した末期がん患者さんたち

第三部　米国のサイモントン博士のイメージ療法

「この番組を見たときからあなたのがんは治り始める」というのが番組のＰＲ文句でした。

この番組のビデオは、放送以後、患者の間でダビングが続けられ、今日でも闘病中の患者に希望と勇気を与えています。私は、がん患者さんに会ったときは、まずこのビデオを見ることを薦めています。

ストレスとがんの密接な関係

ビデオルームで見たストレスの医学ビデオも心と体がいかに密接な関係にあるかを教えてくれました。①牧場ではたくさん乳を出す雌牛を銀座に連れてきて通りを歩かせた後、乳をしぼってみると全然出なくなりました。②兜町《かぶとちょう》の証券取引所で働く証券マンたちは、どんなにリラックスしたつもりでもストレスがかかっていて、血液の流れはよどみ、胃がギューッと萎縮して働かなくなっていました。

このように、強いショックを受けたり、ストレスがたまると、自律神経系やホルモン系に影響があり、免疫がぐっと低下して、発がんしやすくなります。

がん患者は発病前6~18ヶ月に大きなストレスを経験

ワシントン医科大のトーマス・ホームズ博士とリチャード・ラーエ博士はストレス尺度表を考案しました。300点以上得点した人の49%が12ヶ月以内に発病したという研究です。

これに対し、200点以下を得点した人は9%しか同時期に発病していません。ただし、300点以上得点しても発病しない人が51%もいるのです。ここから、ストレスそのものより、その出来事をどう受けとめるかという反応の仕方が重要だとわかります。

生活上の出来事	得点	生活上の出来事	得点
配偶者の死亡	100	職責の変化	29
離婚	73	子供の自立	29
配偶者との別居	65	配偶者の家族の者とのトラブル	29
刑務所に入所、服役生活	63	目立った業績(賞を受けるなど)	28
家族の一員の死亡	63	配偶者の就職、失業	26
けが、もしくは病気をする	53	子供の入学、卒業	26
結婚	50	生活環境の変化	25
失業、解雇	47	習癖の変化(酒、煙草をやめるなど)	24
配偶者とのよりをもどす	45	上司とのトラブル	23
退職	45	勤務時間・条件の変化	20
家族の一員の健康上の変化	44	転居・転校	20
妊娠	40	レクリエーションの習慣の変化	19
性生活上の問題	39	教会活動上の変化	19
家族の数の増加	39	社会生活の変化	18
職業上の変化(職場の移動など)	39	1万ドル以下の借金	17
経済上の変化(大金の出費など)	38	睡眠のパターンの変化	16
親友の死亡	37	家族の寄り合いの頻度の変化	15
転職	36	食事の習慣の変化	15
夫婦げんかの頻度の変化	35	休暇	13
1万ドル以上の借金	31	クリスマス(祭り)の季節	12
物件の抵当流れ	30	法律上の軽い違反行為	11

ホームズ・ラーエ社会適応尺度表

ストレスを受けとめる人の性格によって影響は異なります。悲劇的事件や大きなストレスを経験した人が、必ず病気になるわけではありません。いかにストレスに対処するかが問題なのです。

がん患者は発病前6~18ヶ月の間に大きなストレス（精神的危機状況）を経験していることが明らかになっています。そのストレスが免疫能を低下させ、発がんの直接の引き金になったのです。

がんと診断された人もがんが再発した人も、ストレス尺度表を参考にしてがんが発病する前、または再発する前の半年から1年半の間にどんな大きなストレスが続いていたかを調べてみましょう。そして大事なことは、自分がそのストレスに対して、どのような反応をしたかを検討してみるのです。

ストレスに対する否定的な反応や考え方を変えるためです。

ストレスはがんを顕在化させる因子

持続するストレスが免疫力を低下させてがん発病の直接の原因となるのです。これが、発がん因子（イニシエーター）、がん促進因子であるプロモーターに続く第３の因子であるがんを顕在化させる因子＝マニフェスターです。

精神的な落ち込みや自信喪失、抑うつ状態、挫折感、生きがいの喪失、自分の人生は失敗だったという絶望感などの「自己否定的な精神状態」も免疫能を大きく低下させます。

このような心も体も否定的・消極的な状態ががんに対する「抵抗力」を弱め、それまで成長を抑えられていた微小がんが一人前のがんに成長し、次第に大きくなってくるのです。がんは免疫抑制の極限で起こる病気です。

ここに、「がん顕在化因子」であるストレスとそれにいかに対処するかという点が重視されなければならない理由があるのです。

がんの治療は、発病の原因となった心身両面にわたるライフスタイルを重視します。がんの原因になったライフスタイルを変えることこそ、がんの予防にも、再発予防のためにも最も強調されねばならないポイントなのです。

がんは私たち自身の心と体を含めたライフスタイルが問われている病気だということができます。

いいかえれば、患者自身が過去の生活を反省し、自分ががんになった原因を掘り下げ、精神的に転換してこれを改めていくことが治療の根本となるのです。治療の一番の基本は、このように心身両面にわたる生活習慣の改善、というより百八十度の精神転換なのです。

がんを引き起こす心理状態

心理学者のローレンス・ルシャンやキャロライン・トーマス教授らは、「がん患者に共通する心理的傾向」があることを明らかにしています（『がんの感情コントロール法』）。

①怒り、悲しみ、敵意などの感情をあまり表面に出さない。
②悲観的な人生観に支配されている。
③かつて、充実した人生の一時期があったが、その自分と深い心のつながりのあった人（親、配偶者など）をなくすような悲劇的な出来事と精神的ショック、強度の不安、絶望感、

無力感、あきらめ、孤独感、焦燥感を経験する――そのショックからいつまでも立ち直れないでいる。
④深い愛情によって結ばれた人間関係を築くことができず、孤独でいつも愛に飢えているが、それをストレートに表現できない（恐れと寂しさ）。
⑤不快感を黙って耐え、自分を犠牲にしても他人に尽くそうとする。
多くのがん患者にこうした特有の情緒パターンがみられるというのです。

感情の解放が下手な人はがんになりやすい

また感情処理が下手で、イヤなことをイヤといえないため感情のはけ口がない人は、ストレスをためやすいタイプです。それが免疫能を弱め、がんの顕在化因子となるのです。患者はだれでもいいから自分の思いを打ち明けることができる家族や友人をもつことが重要だということがわかります。

再発予防という長い目からみると、自分ががんを発病するに至った過程に自分の性格やストレスがどうかかわったかを知ることにより、ストレスをコントロールできるように改めることは、とても重要なことです。自分の性格や考え方、行動を変えることによって健康を回復することが可能なのです。

がんを克服した人に会ってみよう

元がん患者さんに会うということも私の治療のプログラムでした。闘病の初期、特にまだ不安が大きいとき、一番闘う力と勇気を与えてくれるのは、「かつて自分と同じ病気に悩み、今は治って元気でいる人に直接会って話しを聞く」ことでした。

ワイル博士も治癒が成功するための最良の方法であると強調されています。そして、死の淵から生還した人をたずね、回復するためになにをしたのか？　どんなことを考えたのか？　回復した理由はなにか？　と尋ねるのです（バーニー・シーゲル博士）。

なにをどうしたらいいか全然わからないときに、理屈でなく実際の克服のポイントを教えてもらうことほど希望と勇気を与えてくれることはありません。

また、一人で孤立しないように、闘病中の患者さんたちと交流するのも大切です。

自分一人で闘病するのではなく、いろいろな「がん患者の会」やサポートグループが全国にありますから、そうした集会に積極的に参加して、がんを克服した人たちに会って話を聞いたり、自分の気持ちをみんなに聞いてもらうことも必要です。

生活習慣の大転換〜「体にメスを入れる前にまず生活習慣にメスを入れよ」

入院してすぐに次のようなテーマのレポートの提出を求められました。

がん宣告を受け、大きく動揺していらっしゃることと察します。がん＝死と連想してしまうことは大きな間違いです。冷静に現実を見つめるなかに解決の糸口があります。勇気をもって次の質問に答えてください。

①がんの原因には食生活、環境の乱れなどが考えられますが、ご自分で気のつく限りのことを書いてください。

②がんの発病には強いストレスによる免疫力の低下が考えられます。あなた自身が今までもっておられた強いストレスをどのようにしたら解決できるか、がんを自然治癒させた人たちの共通点から考えてください（これはがん治療の勝利の秘訣となります）。

③がんが自分の体に発生したその意味（理由）を考えられる範囲で述べてください。

3番目の質問は漠然としていて答えにくいのですが、心理学者の近藤裕先生の「自分への10の問いかけ」のように質問内容を具体的にすると答えやすいでしょう。近藤裕先生は病気を患ったとき、治療を求める前に、以下の10の質問を自分に問いかけ、しっかりと答えてみなさいといわれます。医療に自分が参加し、自分が主治医となるためです。

この自分に問うべきことを怠ってしまうと、自分を失った、医者への盲従が始まり、お任せ医療で終わることになるからだというのです。

自分への「10の問いかけ」

1. 病はどんなメッセージを私に伝えようとしているのだろうか？

病気は自分に対する意味がある呼び掛けです。その意味をしっかり理解しないと、その病気は無意味なものになってしまいます。

2. なにを自分は病んでいるのだろうか？

人間は〈体〉だけが病むということはない。体が病めば、心や精神も影響を受ける。体が病んだことで、心、夫婦、親子関係、友人との関係、仕事上の人間関係などどんな影響を受けているかを考えてみる。

3. どうして病気になったのだろうか？

病気のきっかけ、病気を生んだもろもろの要素、そして根本の原因をよく振り返ってみることが大切。少しでもわかってくると、それだけ治癒、再発予防に役立つ。

4. **病気になったことに利得はないだろうか？**

5. **なぜ治りたいのだろうか？**

病気は自分の〈生き方〉に対する危険信号です。病気という信号を通して、自分の〈体〉が伝えようとしてくれているメッセージを聞かずに、元の生活に戻ってしまうのは黄信号、赤信号を無視して突っ走るのと同じです。

6. **どんな治し方を望んでいるのだろうか？**

7. **だれが治すのだろうか？**

病気はだれが、なにが治すのでしょうか。自分ではなく医者が治すのだと思う人は絶対的に盲従してしまうでしょう。薬が治すと思う人は、薬に１００％依存してしまうことになります。医者や薬は、私たちに宿る〈自然治癒力〉を効果的に働かせるための援助をしてくれているにすぎません。つまり、自分が治療に参加するのです。自分が主治医になるのです。そのためには、医者に任せっぱなしではだめなのです。

8. **治るためになにが必要なのだろうか？**

自分が治すという主体的な姿勢が必要です。そして、真実と直面する勇気です。自分のライフスタイル、〈生き方〉を改める勇気も必要です。自分のなかに宿る〈自然治癒力〉

を信じることが必要です。そして、治る希望を常にもち続けることです。

9. 治るために最善を尽くす決意があるのだろうか？

患者の積極的に治療に参加する姿勢が治療効果を高める。

10. 治らない場合には、その結果を受け入れる用意があるのだろうか？

死を見つめて生きているか？（『医者に行く前に気づく本』）

レポートを書いて〝人生の棚卸し〟を

入院患者の日課の一つはレポートをかねた闘病日記を書くことでした。毎日、遺書のつもりで書きました。

書くことで「10の問いかけ」をしていくのです。日記をつけることは瞑想と同じです。そして、自分の内面を整理しながら、心を癒しに集中するのです。

レポートを書かせる目的は、過去の自分の生き方とがんとの関係を正面から見つめさせ、自分の責任を自覚させるためです。

「がんになったのは自分にも責任がある」という自覚をもつことが、がん治療の出発点だというのです。

先生は回診に来るたびに長く〝油を売って〟いかれました。

「あなたは心と体の使い方が間違ってましたね。それでがんになったんです。がんはあなた自身がつくったものです。それはあなたに原因があったからです。正常に働くはずの細胞ががん化したということは、そこになんらかの理由があったはずです。がんの言い分にしっかりと耳を傾け、その理由を問い正してあげれば、がんは絶対に消えていきます」。

泥棒にも三分の道理というように、がんもそうなる言い分があったはずだ。病気が自分の生き方や人生について語りかけていることに耳を傾けなさいといわれるのです。

自分がどうしてがんになったのかという質問は、がんという生命の危機に直面しなければわからないようなことに目を向けよということでしょう。

その答えを出すためには、親子、夫婦、人間関係、人生観、食生活など、過去の人生を総点検することになりました。

先生から遺書と思って書けば書けるはずといわれながら、70代の患者さんたちも、頭をひねりながら、長い人生を振り返り、レポートを書いていました。

このようなレポートを書くのは、再びがんになるライフスタイルに戻らないためでもあります。治療は治った後の再発予防のことまで考慮にいれてなされていたのです。がんという難病にかかったことを一つの大きな転機として、再び新しい人生を歩み始めてほしい、また希望にたちかえるため絶望と決別してほしいからだというのです。

まさに〝人生の棚卸し〟でした。先生は、常に患者に深いところで「気づき」を得させ、それにより、大きな精神的転換が起きることを期待されていたのです。退院するときに一緒にもって出る闘病日記は「癒しの旅日記」として、貴重な自分史となりました。

肺に七つのがんが

病院での生活は順調に滑り出しましたが、すぐに大きな壁に突き当たりました。入院してから1週間後のことです。

「先日撮ったレントゲン写真を一緒に見ましょう」と先生から呼ばれました。

「肺に転移したがんは、心臓の裏側にピンポン大のものが一つ、両方の肺に7ヶ所あり、さらに小さいものを含めるといくつあるかわかりません」とがんの進行状況を説明されたのです。

メモリアル病院に入院するときは、肺に4ヶ所だったのが、7ヶ所以上に増えていたのです。これでは、米国での抗がん剤の効果はなかったということになります。ひどい副作用に苦しみましたが、米国での治療の効果はあっただろうと思っていました。

ところが、現代医学の最高の病院で受けた治療も効果がなかったことを知らされたとき、強烈な絶望感に襲われました。

絨毛《じゅうもう》がん

メモリアル病院に入院中、私のがんは英語でＧＴＤと呼ばれていました。ＧＴＤとは「gestational trophoblastic disease」の略で妊娠絨毛疾患のことです。

絨毛がんは胎盤の組織の絨毛上皮細胞におけるがん。胞状奇胎《ほうじょうきたい》からできたり、流産、死産、または正常分娩の後に残った絨毛から生じます。

受胎後の子宮に形成される組織でがん細胞が成長します。絨毛がんは、血流によって転移するのが特徴です。異常な速さで全身に転移しやすく、血液を通じて肺や脳などに転移します。

小林先生は「転移のスピードが非常に速いですね。肺の次は脳と肝臓に転移していく可能性があります。原発巣の子宮を切り取らねばならなくなるかもしれません。覚悟をしておいてください」「現段階では治療が困難になっていくということしかいえません」。治るかどうか、なんともいえない状況とのことでした。

これから頑張るぞと意気込んでいたのに、出鼻を完全にくじかれてしまいました。手術を受けなければならないかもしれず、転移の速さを見せつけられ、このとき初めてがんに対する不気味な恐怖心を抱きました。

自分がただならない状況に立たされていることを知っていい知れぬ不安が押し寄せてきたのです。「死」が急に身近に迫って来たように感じました。

私と最初に同室だった患者さんは、私が入院して1ヶ月後に胃がんで亡くなりました。それまで120日間もぜんぜん食べられない状態が続き、点滴で命をつないでいた彼女は、個室に移るひまもなく、私の目の前で息を引取りました。

大部室に移ってからも、患者さんが次々と亡くなっていきました。いざ実際に人の死をまのあたりにみると、頭で思っていたように生易しいものではありません。

「私もこのまま死んでしまうのだろうか。もうだめなのだろうか。どんなに頑張っても、死はこんなに一方的にやってくるものなのだろうか。こんなにあっけなく一生が終わっていくのだろうか」という思いが襲ってきます。

死は他人ごとではなく、現実味をおびて私に迫ってきたのです。『ついに行く道とはかねて聞きしかど昨日今日とは思はざりしを』(在原業平)の歌のように、昨日までは他人ごとだったのに、もう自分の番がまわってきたのかという感じです。

メモリアル病院で私は、「あと6ヶ月の命」と見られていました。このままではがんと闘う前に死んでしまうかもしれない。人生があと6ヶ月しか残っていないとすれば、私の人生はこの期間に決まってしまう。この期間をどのように生き、どのように死の準備をしたらいいのでしょうか。

〝ねじ曲げてでも〟プラスに解釈する

死が行く手に大きく立ちふさがっているので、否応なしに人生を振り返らざるを得ません。生と死のどちらの道を行くのか。その別れ道に立っているように思われました。

これまでの自分の人生はどうだったのか、人生の目的、親や夫との関係、なにが一番大切なことだろう等々、いろいろな思いが駆け巡ります。

しかし、ちょっと待て、「6ヶ月の命」ということは、猶予期間があるということではないだろうか。つまり、私が努力すれば治る可能性があり、あきらめれば死ぬという意味ではないのか、と考えるようになったのです。

このままあきらめれば本当に6ヶ月かもしれないけれど、「五分五分」とか「闘えば勝てる」といわれているのではないか。「もしかしたら生きられるかもしれない」、これらの言葉のなかに、かすかな希望を見出し、立直ろうとしたのです。

以後、どのような症状が出ても悪いほうへ考えるのではなく、〝ねじ曲げてでも〟プラスのほうに解釈して乗り越えるようにしました。

たとえ髪が抜けても、うまく食事ができなくても、「まだ歩くことができる」「まだ話すことができる」と前向きに考えたのです。

私は、旧約聖書中のヨブの人生に思いをめぐらしました。ヨブは、子どもを殺され、全財産を略奪され、体中にはれものができ苦しみのどん底に置かれます。そんな彼に、妻は「神を呪って死になさい」というのです。

しかし、ヨブは神を恨むのではなく、「愚かな女よ、われわれは神から幸いを受けるのだから災いをも受けるべきではないか」「私は裸で母の胎を出たのだから、また裸でかしこに帰ろう。神が与え神がとられたのだ」と神への信仰を貫き、試練を乗り越えました。

私は、がんという事態をどのように受け止めるべきか。頭のなかでわかっていても、実践できるかどうかは別問題です。ただ、ヨブの言葉はいつも胸に刻んでいました。

また、「これまでの人生は間違っていなかったか」「私は正しく生きているか」と生き方を深く考えさせられたのがトルストイの『イワン・イリッチの死』でした。どんなに手遅れであっても、人生をやり直すのに遅すぎるということはないということを問いかけています。

「なぜ私はがんになったのだろう」という疑問は、最初からいつも頭のなかにあり、その意味を見つけようとしてきました。

私が死ぬのは、がんでなくても交通事故やマラリヤでもよかったはずです。死産のときのぞっとするような状況から私を守ってくださった神が、今わざわざ私をがんにして死なそうとされているとは思われません。

「なぜがんになったのだろう」という疑問を考えるとき、「本人や先祖が罪を犯したから」とか、いろいろと解釈する人がいます。私もあれこれ考えましたが、どのような理由付けをしようとも、後ろ向きに解釈していては救いの道は開かれないことに気づきました。

この問いは私が生きる意味を見つけるため問うのであるから、前向きに、建設的に問わなければならないのです。

そう考えているうちに「神はなにか意味があって私をこのような状況におかれたのだ」という思いが湧き上がってきたのです。

そういうときにヨハネによる福音書9章2~3節を思い出しました。『「先生、この人が生まれつき目が見えないのはだれが罪を犯したからですか。本人ですか、それとも両親ですか」イエスは答えられた。「本人が罪を犯したからでも、両親が罪を犯したからでもない。神のわざが、この人に現れるためである」』。

イエス様が直接私に向かってそう語られたように思われました。このときから、「私の罪ゆえにこうなったんだ」という負い目や、自分を責める思いも消えました。「これだ!」と私は叫びました。神の栄光を現すために闘病するのだと決めたのです。

もやもやとしていた心はすっきり晴れました。これが私の闘病でいつも立ち返る原点であり、常に闘う方向を明確にしてくれる一言なのです。

3

一心病院で
ユニークな統合医療と出合う

ユニークな「がん総合科」

当時、一心病院にはユニークな全人的（ホリスティック）治療を目指す「がん総合科」という科がありました。胃がん、乳がん、肺がんや子宮がんなどの部位のがんであっても総合科でチームを組んで治療をします。私の場合は、総合科の小林常雄先生と林田繁先生のほかに、産婦人科医、内科医の四人のチームでした。必要に応じて、東洋科の先生や外科医が加わります。放射線治療は近くのがん研病院へ行って治療を受けます。

がんを見る視点〜がんは全身病

全人的（ホリスティック）にがんを見るということはどういうことなのでしょうか。ふつうがんという場合、腫瘍《しゅよう》の塊そのものをがんと考えます。ですから治療法として、それを手術で切り取るか、抗がん剤や放射線で殺すという発想になります。これがふつうの病院で行われている通常療法です。がんを臓器別の塊としてだけ見て、担がん母体を軽視しています。

このがんを腫瘍だけの局所病とみる通常療法と異なり、人間を「体・心・霊性」などの有機的総合体ととらえるホリスティックな人間観では、がんはたとえ局所的でも、自然治癒力が低下した結果生まれたとみなすので全身病とみます。塊としてのがんよりも、それを宿した人間の体の免疫力や治癒力を重視するのが基本的な考えです。

したがって、全身病と見る立場においては、治療も身体的・精神的・感情的・霊的なすべてのレベルで改善を行って治癒をめざす統合治療となります。

このような観点に立って、私は以下のような療法を受けました。⑴温熱療法を中心に⑵化学療法⑶免疫療法⑷食事療法⑸心理療法⑹漢方・生薬療法⑺東洋医学⑻ビタミンC大量摂取療法⑼遠赤外線サウナ療法⑽ＢＲＭ（免疫賦活）療法⑾運動療法などでした。

がん総合科は、西洋医学の最新医療技術と東洋医学の全身的なアプローチ、人間本来の治癒力を重視する考え方、さらに自然療法も取り入れ、１９８０年代からすでに、21世紀の医療である統合医療を先取りして取り組んでいたのです。

いよいよ温熱治療始まる

１８６８年にドイツのブッシュという医師が、がん患者が丹毒菌に侵され高熱を出したとき、がんが消えたというがんの自然退縮現象を報告しています。

米国のウイリアム・コーリー博士（１８６２～１９３６年）は連鎖球菌などをワクチン

として接種し、発熱を人為的に誘導して、がん患者の治療を行いました。手術不能のがん患者896人に応用し、驚異的な成果を上げました。

このコーリーの細菌ワクチンは、「コーリーの毒」と悪く呼ばれ、放射線療法と化学療法が盛んになった結果、歴史の片隅に追いやられてしまいました。

忘れ去られていたブッシュやコーリーの業績を正しく評価し、「コーリーの免疫療法」を現代に復活させ、安全性の高い治療システムに仕上げたのが、小林先生らの全身温熱療法なのです。

私がこれから受けようとしている温熱療法は、高熱を出してがんが消えた症例と同じように、私の体のなかで体温を上げて自然退縮を人為的に起こすことを目指しています。私は、毎週火曜日に全身温熱療法、木曜日に局所温熱療法（ハイパーサーミア）を受けました。

がんの自然退縮を再現する全身免疫温熱化学療法

私の受けた抗がん剤治療は温熱療法と組み合わせて行うものでした。全身温熱療法では、ピシバニール（OK432という容連菌を無毒化した医薬品）を注射し、体の発熱メカニズムを刺激して作動させ、体温を40～42度に上げ、10～20時間持続させます。

発熱は外敵と闘っている状態（風邪のとき体が体温を上げてウイルスと闘っている状態と同じ）ですから免疫力も平熱時より何倍も高まります。

体温を上げるとともに、免疫力も上げ、少量ですが抗がん剤も併用するので、「全身免疫温熱化学療法」と呼ばれるのです。

絨毯《じゅうたん》爆撃を想わせるような抗がん剤治療に比べると、体にやさしく安心して受けられる治療だと思います。全身温熱療法は、すでに複数箇所に転移している場合の治療や、がんの転移を防止するのにも効果があります。もちろん、再発予防にも使います。

朝6時にピシバニールを注射。順調にいけば、2、3時間すると悪寒がし、体温が38〜41度に上昇。温度が上がるごとに断続的に悪寒が襲い、全身がガクガク震えるので、湯タンポを二つ抱え、電気毛布を体にまかないと耐えられないくらいです。39度から41度に上がった状態を3時間維持します。

ふつうは、3時間で熱が下がりますが、それ以上続けるかどうかは、患者の闘う意志次第です。ベッドの上でじっとしているだけですが、私は、6時間に挑戦しました。

現在では当時と違って、3日でも続けられるようになっています。高温が長く続けば続くほど効果が上がるからです。上がった温度を持続させるのが一番難しく、40度以上に上がっても、汗が一気に噴き出て体温がいっぺんに下がってしまいます。

そのため、背中にタオルを何枚も重ねておいて、汗で濡れたら取り替えていく工夫もしました。

ビタミンCの点滴をしながら、同時に抗がん剤も入れていきます。温熱療法を併用しているため、抗がん剤の量は、メモリアル病院で使用した量の半分以下で良いので副作用は軽くてすみました。

抗がん剤はMTX（メソトレキセート）とACT-D（アクチノマイシンD）が使われました。抗がん剤の量が少ないとはいえ、髪が少し抜け落ちる副作用はありました。

体温が40度になるというのは、マラリヤなどで高熱を出したのと同じ状態です。「発熱は自己治癒力を高めようとする生体の涙ぐましい努力の結果である」ということがわかると、自分がこの熱で弱っている状態よりも、がん細胞のほうがもっと熱で弱っているはず、きつくても高温になればなるほど希望が出てきます。

ベッドで吐きながらも、「がん細胞よ、私も苦しいが、おまえはもっと苦しいだろう。おまえは、いったん打撃を受ければ、元に戻れなくなってしまう、本当は弱い細胞だということを私はよく知っているのだ」と、心のなかで叫んだものです。

温熱療法でがん細胞をアポトーシスさせ正常細胞に戻す

正常細胞にはアポトーシス機能（細胞の自殺―生命体にとって好ましくない細胞を消去したり、老化した細胞や余剰に用意された細胞を除去する正常細胞に最初から組みこまれている機能）があり、生体を防御したり統御しています。

しかし、がん細胞はアポトーシスできなくなった細胞であるため、異常増殖していきます。アポトーシスが起きるには、ミトコンドリアの働きが重要ですが、がん細胞ではミトコンドリアが萎縮しています。

「がんはミトコンドリア異常が原因であると言い出したのはオットー・ワールブルクであった」「70％のがん細胞にはミトコンドリアDNAのどこかに異変が生じている」（『ミトコンドリアのちから』太田成男）ことが判明しています。

ミトコンドリアでつくられるチトクロムC酸化酵素がなければアポトーシスが起きないわけですから、がん細胞はミトコンドリアの異常によりアポトーシスが働かない細胞になり、どんどん増殖してゆくことになります。

「がんの原因はあくまで核のDNA側にあるが、それに加えてミトコンドリアDNAに変化が生じると、結果的にがんの増殖が速くなる」（太田成男）。

ここで、温熱刺激を加えると、温熱刺激によりHSP（熱ショックタンパク）が細胞内に増え、傷ついたミトコンドリアが復活します。これにより細胞内呼吸が高まり、ミトコンドリアも正常に戻れば、がん細胞も正常細胞に戻りうるようになります。

これが、温熱療法や温泉療法の本質的効果と考えられています。免疫全身温熱療法は傷ついたミトコンドリアを復活させ、がん細胞を正常細胞に戻そうとするアポトーシス誘導治療だったのです（『癌・温熱療法の科学』フランク小林）（第7章HSP参照）。

効き目が確実な局所温熱療法（ハイパーサーミア）

人間の体は、正常な組織ならば、加温されると血液量を増すことによって熱を組織の外に運び出し、温度上昇を防ぐ機構が存在します。

しかし、がん組織には、そのような機構が欠けているため、正常細胞より熱に弱いのです。がん細胞の増殖は39～42度で止まり、がん細胞は死にますが正常細胞は死にません。

がんの塊は全部がん細胞でできているのではなく、がん細胞と間質とがん血管の三つの要素があって増殖します。ところが、がん細胞の血管は、正常細胞と違って、蛇行したり、太さも均一でなく、血管壁に筋肉がない、自律神経の支配を受けていない欠陥のある新生血管です。特に血流が悪く、加温しても血管は広がらないため熱がこもって温度が上昇しやすいので、体温が42度以上になるとがん細胞は死ぬことになります。

温熱療法は、このようにがん細胞が熱に弱く、正常細胞は傷害を受けないという性質を利用してがん細胞に攻撃をしかけようとする治療法です。

ラジオ波（RF）を用いて加温する機器は当時日本に4台しかありませんでした。この装置で、肺と子宮を隔週1回ずつ、胸側と背中側から約90分間熱しました。全身から汗が噴き出てきます。全身温熱療法は41度まででしたが、局所温熱療法（ハイパーサーミア）の場合、患部を42～45度に加温することを狙うので、がんはダメージを受けます。ですから効き目は確実です。

他の患者さんの治療が終わって、私の順番が回ってくるのは、いつも夜9時の消灯後でした。ときには11時ころから始まることもありました。

がん細胞は正常細胞とは反対に、夜間に活発に分裂するので、抗がん剤治療は夜間のほうが効果が高くなり、副作用も抑えられるのです。夜間に寝ている間に行う抗がん剤治療を「クロノセラピー」といいます。メモリアル病院での抗がん剤治療も夜間でした（『ガンは夜中に進行する』田村康二）。

夜中まで時間を忘れて、患者のために一生懸命努力しておられる先生方を見て、私たち患者も大いに励まされたものです。メモリアル病院では治療中に眠ってしまうだけで、なんの治療かもわからず、気がついたときは副作用だけが残っていました。ただ受け身でした。しかし、ここでは、今どのような治療が行われているのかをよく知って、一つひとつ自分で納得して受けるのですから、完治への確信が全然違いました。

先生から「温熱療法を６週間続けたらいい結果が出てくるでしょう」といわれていましたが、気になっていた胸の痛みも、１ヶ月過ぎると少しずつやわらいできました。温熱療法を受けるごとに、確実にがんは消えているのだと思うと、定期的に胸のＸ線写真を撮るのが楽しみになりました。

私が治療を受けていた時代は、30年も前。ラジオ波（ＲＦ）を用いて加温する機器もまだ人体実験のような段階でしたが、現在ではis るかに改良され、治療効果も上がるようになっているはずです。ハイパーサーミアを取り入れている病院も全国に増えています（『京都府立医大のがん「温熱・免疫療法」』吉川敏一）。

●ハイパーサーミアを実施している病院一覧

(http://www.taishitsu.or.jp/hyperthermia/hyp5.html)

ビタミンC大量点滴療法

ノーベル賞を受賞したライナス・ポーリング博士は『がんとビタミンC』（1979年）を著わし、ビタミンCの大量投与によるがん治療を提唱しました。がん患者は極度にビタミンCが不足しているので免疫能が低下します。私は入院中ほとんど毎日30〜60グラムのV‐C大量点滴療法を受けました。

ところが日本には当時0・5グラム入りのアンプルしか販売されていませんでしたので大量投与するためには、一人につき60本から100本も切らなければなりません。

夜中の2時ごろ、トイレに起きると、看護師さんたちが、翌日の点滴に入れるため、アンプル切りをしている音が毎夜聞こえてきました。1000本以上のアンプルを切るのは、実に根気のいる地道な仕事です。

人手は足りないのにアンプル切りは手間と時間がかかり、病院にとっては全然儲からない治療です。

本当に感謝の気持ちでいっぱいでした。アンプル切りの音を聞くたびに、「看護師さんたちも私のために苦労している。頑張らなくては」と決意させられたものです（第7章260頁参照）。

毎日、規則的運動を

規則的運動は毎日のプログラムに組みこまれていました。散歩と体操など運動をしない日はありませんでした。先生は患者さんたちを毎日なかば強制的に散歩や日光浴に追い出しました。

病院にいるだけで病人になってしまいそうなのに、病衣を着たらもっと病人になった気分になってしまいます。病衣は寝るときだけ着て、運動と外出できる服装で1日すごします。病室や廊下で毎日、腕立て伏せ、腹筋、逆立ち、階段の登り降り、足心道、体操などで体を鍛えました。私は、特に丹田呼吸法に取り組みました。

病院の踊り場には金魚運動と毛細管運動ができる西式健康法の電動器具が置かれていました。これは、患者は自分で体を思うように動かせない人が多いので、器械に足や手を動かしてもらう他動運動をするものです。

和気あいあいとした雰囲気で、体操の号令や笑い声が階全体に響き渡るほどでした。病院に来てこのような光景を見た人たちは、みなびっくりしていました。患者同士の励まし合いは、私の闘病生活にとって大きな支えとなりました。弱気になっている人は、みんなからハッパをかけられ、真剣に積極的にがんと闘う努力をしたのです。

氷水と湯を入れたバケツを二つベッドサイドに運んできて、足を繰り返し交互に入れる「足温冷浴」はみんなで毎日やりました。動けない患者さんは動ける人が助けます。

とにかく体を動かしてなにかに挑戦する、暗い顔をしてベッドに横たわっていないようにすることです（詳しくは第7章運動療法・足の温冷浴・呼吸法・日光浴参照）。

副作用を軽減できる遠赤サウナ療法

病院の地階には4台のボックス型の遠赤外線サウナが設置されていました。放射線治療や抗がん剤治療を受けると、その日のうちに遠赤サウナに入りました。このサウナに入ると毒素をすぐに体外に出せるので副作用を軽減できるのです。このため患者さんたちの顔はツヤツヤして明るいのが印象的でした（第7章230頁参照）。

食事療法～体内環境を改善する

私の隣のベッドに乳がんの患者さんが入院してこられました。マクロビオティックという食事療法の指導をしているという方で、その方は、その食事療法だけで治そうと思って病院の治療を受けなかったというのです。

結局、入院することになったのですが、手術もできないほどがんが大きくなっており、手遅れになり亡くなりました。

一つの方法でがんは治せないから統合医療で取り組むのであって、一本槍療法で負かせられるほどがんは弱い相手ではありません。

食事療法の目的は長期の展望に立つ必要があります。体質を改善し、がんが住みにくい体内環境に変えていくためです。小林先生は、第一に食事、第二に漢方薬・生薬、第三が従来の西洋医薬と位置づけ、食事を重視していました。

入院中に病院の自然食のメニューを覚え、退院後、自宅で再発防止のための食事療法の参考にしました（第6章食事療法参照）。

目標を定めて闘病

毎週日曜日に患者は次の1週間の短期の努力目標を決め、その1週間の毎日のスケジュール表を自分でつくります。また、長期の目標として、先生は患者さんたちに、「退院する日を自分で決めなさい」といわれるのです。治るのか治らないのか患者の心はいつも揺れていますが、退院する日を自分で決めるということは、あいまいな闘病ではなく、その日までに「自分で治す」という積極的方向を自分で決めることです。そして、近い将来の自分が治って退院する日を出発点にして、それを実現するために必要な行動を始めるのです。治すぞというプラスの方向に切り替えたのだから、もうこれからはマイナス思考の方向へは行かなくなります。どんなことがあっても迷うことなく、治る方向を選ぶようにならない限り、「治るスイッチ」は入らないのです。

「病院生活が退屈だ」といっているうちはまだ目標がはっきりしてない証拠です。

がん細胞が死んでいた

4月9日に入院して以来、統合医療で様々な治療を受けてきましたが、3ヶ月もするとその効果がはっきり出てきました。胸の痛みがなくなり血痰も出なくなりました。胸のX線写真を撮ってみると依然として影はあるものの、大きくはなっていないので、がんの活動は一応停止しているようです。

子宮のデータは良くなりましたが、それでも大きさは正常時の1・5倍くらいあります。子宮が治れば生理があるはずですが、まだなのでもう一度搔爬《そうは》手術をすることになりました。

産婦人科医の田淵徹先生から、手術をしてもし出血が止まらない場合は子宮を切除するといわれるとやはり緊張しました。

搔爬手術を受けたのは7月2日、成功でした。1週間後、子宮から魚の卵のようなものがボロボロと出てきました。心配して田淵先生に見せると、それは、〝がんの死骸〟でした。がん細胞が、子宮の壁からはがれて体外に出てきたのです。

「このあと、生理がくれば万々歳ですね」といわれました。これで大きな峠を越えたと安堵し、これ以降精神的にはとても落ち着きました。

8月中旬、喘息の子どもたちと一緒に2泊3日の奥秩父でのキャンプに参加しました。キャンプから帰ったあと検査をしてみると、データは以前より良くなっており、これなら退院して通院で治療をしていけるという自信がつきました。

それから私の両親が買ったという実家近くの墓地を父と一緒に見に行ってきました。両親は私が治る見込みはないと思ってすぐ買ったといいます。東京へ戻った私に、退院の許可が待っていました。

がんとの闘いは、まさに総力戦でした。これまでの人生を総点検し、新しい人生を出発する気持ちです。小林先生やみなさんから「出戻り娘は受けつけないよ」と励ましを受けながら退院しました。入院してから165日目（5ヶ月半）でした。

4 驚きの妊娠!! 奇跡の双子出産

再発の不安

退院したからといって、がん細胞が完全に消えたわけではありません。まだ肺に残っているし、子宮にも残っているかもしれません。

まだ再発・転移の危険性は十分あるのです。がんが恐れられているのは再発するからです。治癒宣言ができるのは5年後、乳がんでは10年後ともいわれています。再発をいかに防止するかが課題です。

入院中は規則正しい生活ができるのでコントロールしやすいのですが、退院するとどうしても気が緩み、生活が不規則になってしまいます。入院中にがんのセルフ・コントロールについていろいろ学びました。それを本格的に実行するのは退院してからです。

入院中は先生の管理下にありますが、退院すれば自分一人でやる以外、だれも指導してくれる人はいません。がんがいつ再発するかとビクビクしながら生活するのではなく、自分から積極的に再発させない生活を送らなければなりません。

9月に退院した後、10月、11月、12月には月1回の温熱療法を受けました。毎日体がきつくて散歩にいく体力もなく、いったん寝たら起きる気力も失せ、いつも寝ていました。

入院中に使用した抗がん剤の副作用によって地肌が見えるほど抜けていた髪も、12月ごろから再び伸び始め、短い髪がピョンピョンと立つようになりました。

ついに再発の危機

年が明けて1983年に入ると、体調も良くなり温熱療法は中断。ところが1月末ころから血痰が出るようになりました。肺のがんが動き出したのかもしれません。あわてて腫瘍マーカー検査を受けると、「データが非常に狂っており、がんが動き始めている。このまま進むと再発する」との診断でした。

「来るべきものが来た」。覚悟はしていましたがこれまでにまして緊張しました。「やっぱりがんは治らないのか。また入院中と同じ治療を繰り返すことになるのだろうか」と弱気になってしまいました。

3月末から週1回、全身温熱療法を受けることになりました。もう一度、あの緊張と苦痛を繰り返さねばならないのか。逃げられるなら逃げ出したい。入院中に受けたのと同じ治療のはずなのに、こんなに苦しいものだったかなと弱音を吐くほどでした。

通院治療なので、そのままベッドでゆっくり休むことはできません。治療を受けたあと電車で帰るときは酔っ払いのようにふらふらしながら帰宅したものです。

再発防止に取り組む

4月14日、X線写真を撮ると、心臓の裏にくっきりと白いがんの影が現れていました。このため、温熱療法は週2回に増えました。私の場合、幸いにもがん細胞が動き始めた段階で治療したので再発に至らずにすんだのです。

3、4、5月と温熱療法を受けた結果、腫瘍マーカーの乱れもなくなり落ち着いてきました。がんの動きもようやくおさまったようです。

この一時の体調の乱れは、もっと真剣に再発予防に取り組むようにという天の警告だったのでしょう。再発防止はいいかげんな気持ちではできないことを思い知らされました。先生は治療はしてくれますが、再発しないように努力しなければいけないのは自分自身の責任なのですから。再発予防のために、この本の第7章で紹介しました家庭療法に取り組みました。

再発？　それとも妊娠？

9月半ばに体の調子がおかしくなり、生理も止まりました。婦人科医から「生理が止まったら再発です」といわれていたのを思い出し、冷水を浴びせられたようにドキッとししました。さっそく病院で検査を受けたところ妊娠反応が出たのです。

絨毛《じゅうもう》がんの場合、妊娠反応と同じ反応が出るのですぐにがんか妊娠かはわかりません。尿検査による妊娠判定では通常、尿中のＨＣＧ（ヒト絨毛性ゴナドトロピン）というホルモンを検出します。このホルモンは受精卵から発生する絨毛という組織から分泌されます。正常妊娠した場合だけでなく、胞状《ほうじょう》奇胎《きたい》や絨毛がんでも産生されます。

「胞状奇胎」「がん」「正常妊娠」の三つの可能性が考えられました。産婦人科の先生からは、私のような場合は「妊娠しても最初の2、3回は胞状奇胎や子宮外妊娠になり、正常妊娠をしないのがふつうです。今度再発したら子宮は切除します」といわれていたので、今度こそは子宮を切り取られるものと覚悟しました。

緊張と不安を抱いて10月1日に緊急入院。田淵先生は、正常妊娠は考えられないので異常があるはずと思われていたようです。「胞状奇胎やがんの再発なら出血があるでしょう」といわれましたが、果たして出血があったので、愕然《がくぜん》としました。先生は心配して、「すぐがんの治療を始めましょう」と薦められました。抗がん剤で子宮内のがんを殺したあと、子宮を切り取るか、胞状奇胎であれば、掻爬《そうは》手術もしなければなりません。

一方、小林先生は、腫瘍マーカー検査の結果を見るとがんの動きは再発までには至っていないので、「もう少し様子をみたほうが良い」ということになりました。

もしかしたら正常妊娠の可能性もあるというのです。こうして幾通りも検査をした結果、なんと、正常妊娠だと判明しました。出血は流産しかけているためでした。

3日間絶対安静にしていたら出血は止まり、もち直しました。田淵先生は「妊娠とは信じられない」と驚かれました。妊娠とはいえ、「治療で子宮を痛めつけ、長い間抗がん剤などの薬を使用してきたので、途中で流産になったり奇形になる可能性も十分あります」と心配そうです。私としては、喜びより不安のほうが大きく、複雑な思いでした。

「私が今まで多くのがんを扱ってきたケースからすると、胞状奇胎か、2、3回は流産するのがふつうで、こんなにストレートにスムーズに正常妊娠できるとは、考えられないんです」といわれ、まだ信じ難い様子でした。メモリアル病院の誤診ではなかったのかというのです。そこで、私を取材していたある民放TV局の記者が、実際にメモリアル病院まで出向いて、「病理標本」で確かにがんだったということを確認してきました。

正常な妊娠、しかも双子

10月末に子宮内の胎児をエコーで調べると、田淵先生は「心臓が二つあるようだなあ。

長友明美診療記録（林田繁先生提供）

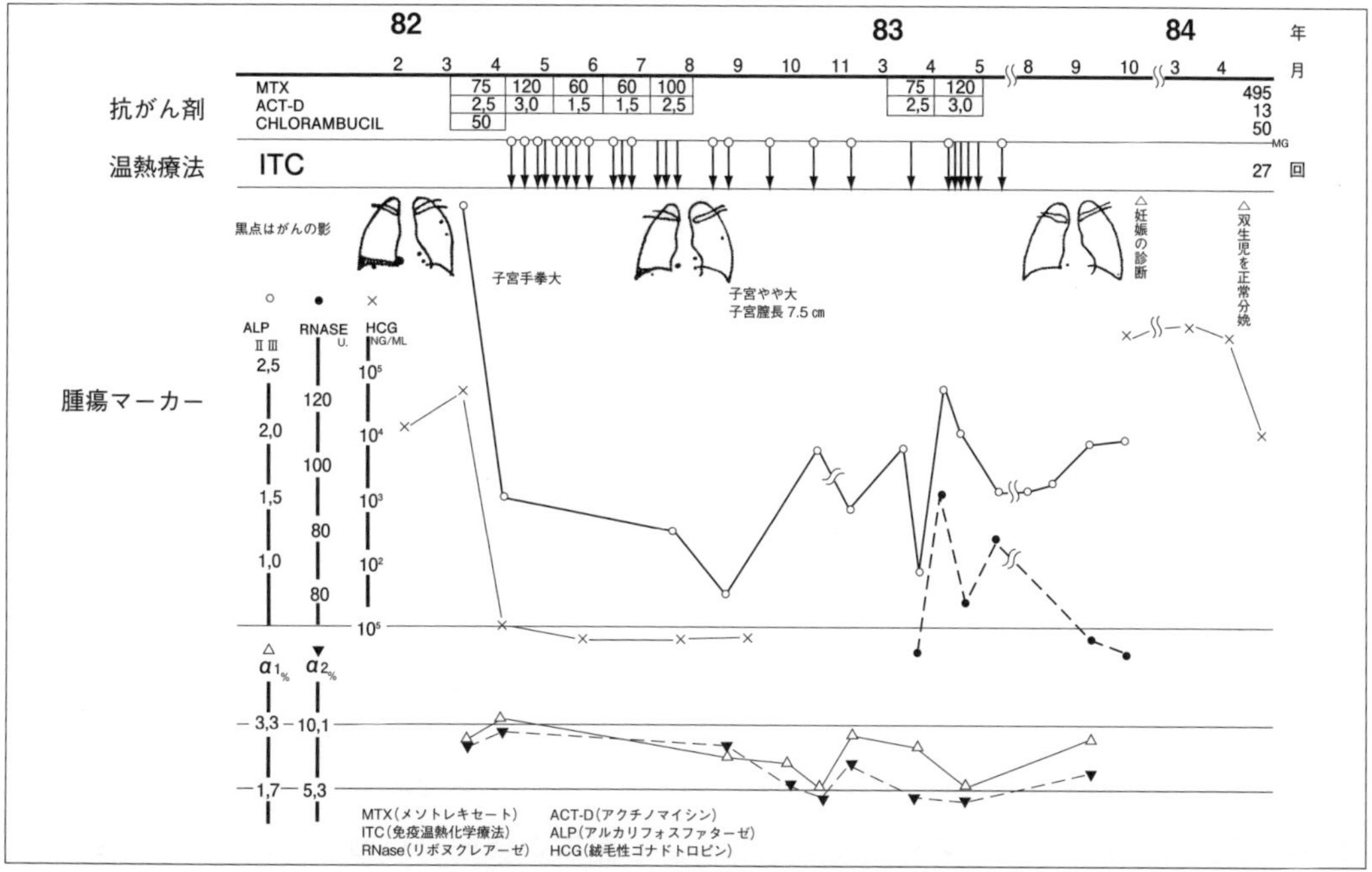

奇形かな」と首をかしげています。「エッ、奇形ですか」喜びは落胆に変わりました。はっきりわからないので次の週まで待ってエコーで調べて見ると「子宮がふつうより大きいな。双子かな。でも頭か背中がくっついているようだな」とまだはっきりしません。

それから1週間してエコーで調べると、くっついていた体が離れ、はっきりと正常の双子だということが判明しました。ずーっと奇形ではないかと心配していたのに突然、正常の双子というのですから、このときの驚きと感激は言葉ではいい表せません。

「ヨカッタ！　バンザーイ」と思わず叫んでしまいました。

私はたとえがんは治っても、子どもは授からないだろうと思っていたので、妊娠とわかったとき、アフリカで最初の赤ちゃんを死産で失ったけれど、「神様はその子の分まで授けてくださったのだ」という熱い思いが胸に込み上げてきました。

田淵先生は、絨毛がんになったあとで出産した例を文献で調べられました。プエルトリコとイスラエルに1件ずつありましたが、それらは子宮が原発巣で出産したケースではありませんでした。

「子宮原発の絨毛がんのあと、正常妊娠というケースは非常に希《ま》れで奇跡的なことです。双子を出産する例は世界で初めてだし、婦人科の歴史を変えることになるよ」と先生はオーバーに表現し、大事に育てるよう励ましてくださいました。

最初に田淵先生に診てもらったとき、私の子宮が残っていることを知って驚かれたのを覚えています。「日本ではすぐ切り取るので、子宮が残っていること自体不思議だ。しかも、こんなにきれいに掻爬できる先生によく出会えたもんだ。あなたは運がいい」。ニューヨークで子宮切除手術をした後、日本へ来たと思われたのです。

妊娠したとわかって大喜びしたものの、二つの大きな不安がありました。一つは、肺に転移しているがんが、妊娠が進むにつれて活発化するのではないかという心配です。胎児を順調に育てながらがんをコントロールするのは大きな冒険でもありました。

もし妊娠中にがんが動き始めたら、抗がん剤治療が始まるので赤ちゃんはあきらめなくてはなりません。毎日真剣に祈らざるを得ませんでした。

もう一つの不安は、仮に出産までこぎつけても、奇形児が生まれる可能性があることです。抗がん剤や、その他の多くの薬を長期間使用してきたので、胎児への影響は十分考えられます。たとえ奇形でなくても、ダウン症候群（染色体異常）の子が生まれるケースもあるといいます。

母親の出産年齢が高くなるほどその発生率は高く、35歳の私の子宮は抗がん剤を使ったため、老化して40~50代の婦人と同じ状態であると先生にいわれていたのです。

そこで、胎児に異常がないか検査するため、12月中旬、東京新宿にある国立医療センターに入院しました。もしひどい異常があれば、中絶を選ぶことになるのだろうか。先生は、「何回も針を子宮に刺すと早産や流産を引き起こす危険があるのでやめたほうがいいでしょう」といわれ、結局検査は直前で中止になりました。このとき私は、たとえ奇形や知恵遅れの子が生まれようとも育てていこうと決意しました。

双子は、未熟児として生まれるので、おなかを保育器がわりにして、1日でも長く胎内で育てたほうがいいのです。早産と妊娠中毒症を防止するため、予定より早めに入院しました。

4日後にはもう軽い陣痛がきて、「絶対安静」をいい渡されました。その後、陣痛を止める薬を飲み続けなければなりませんでした。胎児の体重が一人2000グラムになるまでは陣痛を抑えるというのです。

出産までがん再発を予防しなければいけないので、病室は入院していたときと同じがん病棟でした。免疫の検査を受けると、同室のがん患者さんたちよりも一番低い数値でした。がんと闘う力が非常に弱っているわけです。このような状態が長く続くと、再発する可能性が高くなります。

胎児が大きくなるにつれ、また体に異変が起きるのではないかと心配は消えません。40週目を過ぎたら、いつ生まれてもいいことになっていました。

3月末には、胎児の体重も一人2000グラムを突破し、どうやらなんの異変もなく過せたようです。二人あわせると4000グラム以上、重くて動くのがやっとでした。

ここまでくると、なによりも五体満足に生まれてくれるかどうかだけが気がかりでした。4月に入ると、少し出血があったため、また「絶対安静」に。12日午前3時過ぎ、急に破水がきて、そのまま陣痛室に運びこまれました。

「いよいよきたかあ……。自分の力は尽き果てないだろうか」という不安と、赤ちゃんとどんな対面をするのだろうかという期待が入り乱れました。

陣痛室に運ばれたものの、なかなか陣痛は大きくなりません。陣痛が長引いているので、入れ替り立ち替り、友人たちが陣痛室に激励にやってきてくれました。一人の友人は帝王切開ではなくふつうに生まれる夢を見たよ、と励ましてくれました。

双子出産

午後6時15分、ついに最初の子が産まれました。女の子でした。看護師さんが私に見えるように高くかかげてくれました。ひときわ大きな産声をあげました。

奇形の子が生まれはしないかと心配されていた先生たちも、最初の子が出てくるやいなや、「指がちゃんと5本ついているよ！」と叫んだものです。

ついで2番目の子が出てきましたが、最初、手から先に「バンザイ」のかっこうで出てこようとしたため、先生がいったん押し込め、6時32分、今度は無事に頭から出てきました。やはり女の子。先生がお腹の上に、二人を乗せてくれました。両手にそっと触れて「神様ありがとう、赤ちゃん、ありがとう。ごくろうさま。私がママですよ、よく生まれてきてくれたね」と何度も小さな声で繰り返しました。

「あー、やっと終わった」という安堵の思いが胸いっぱいに広がりました。神様の恩恵で与えられた新しい二つの生命にわれ知らず涙がこぼれました。

第一子、２３７５グラム、第二子、２０１５グラム。二人とも標準より小さめでしたが正常でした。誕生は１９８２年2月26日にがん宣告を受けてからちょうど７７７日目でした。

5

医者任せではなく
がん克服に向けて自らの「青写真」をつくろう

がん治療に自分から積極的に参加しよう

私ががんと診断されてからいろいろな治療を受けていく過程を今振り返ってみると、こうすれば良かった、ああすべきだったといった反省することがたくさんあります。

一番反省すべき点は、治療をすべて医師任せにしていたということです。医師がやってくれること以外に、自分からなにかすることがあるなどと考えもしませんでした。

このことは、どの患者さんにも共通することではないでしょうか。なにか難しい法律問題を解決するために弁護士に相談したとき、すべてを弁護士に任せるのに似ています。

しかし、がん治療は法律問題とは違い、自分の命が懸っているのですから、自分で治療に積極的に「参加する」という考えが必要だということが次第にわかってきました。

お尻に火が付いているのに、なにをどうすればいいのかということがわからないので、のんきに構えている人をたくさん見てきました。

病院で治療を受けながら、「自分がしなければならないことはなにか、自分にできることはなにか」ということをまずじっくりと考えて取り組む必要があるということです。

自分がしなければいけないことがあるとしても、なにから手をつければいいのでしょうか。それは、まず自分のがんを治していくための青写真をつくることだと思います。がん患者は、初めから終わりまでを貫く戦略というか全体を見渡せる目が必要です。

がんと闘う戦略

●第1ステップ……統合医療の観点で取り組む

三大療法以外に治療法はないという立場に立てば、治療はすべて医師に任せる以外にないのですから患者がなにかをする必要はありません。すべて医師にお任せすればいいでしょう。しかし、がんを治す「魔法の弾丸」はありません。

そうであるならば、どうしたら良いのか。がんをどう捉えるかという観点の違いによって治療法も異なってきます。がんを生活習慣病であるとか、全身病だという観点に立てば、当然、治療は全人的アプローチである統合医療で取り組むべきだとなります。

統合医療を選択すれば、治療の具体的な方法も選択肢も異なってきます。これは三大療法かそれとも統合医療かのどちらかを選ぶという問題ではなく、三大療法になにを組み合わせたら一番患者にプラスになるかという問題です。

統合医療には三大療法も含まれています。最初から統合医療で取り組むのが賢明な選択であることはいうまでもありません。しかし、統合医療の主治医に診てもらう患者さんは少ないので、患者自身が自分で考える以外にありません。

統合医療でやっていくのであれば、統合医療の考え方をまず知る必要があります。統合医療の必要性は、がんは局所の病気ではなく全身病という認識に立つところから出てきます。心身を切り離して考える人間機械論ではなく、心身一如の人間観に立つ治療法です。

つまり、人間の全体、精神と肉体の両面からアプローチする全人的療法です。

「がんという病気全体を見渡す視点と思考の柔軟性をもちなさい。三大療法だけの小さな枠のなかに閉じこもってはならない。病気の全体像を眺めよ」と繰り返し主治医からいわれたことを思い起こします。

次頁の図のAに属する標準治療だけを認める正統派にとっては、それ以外のBは根拠のない似非《えせ》療法、Cは非科学的ペテン療法の異端ということになります。全人的治療の観点に立たなければ、AとBとCを統合して治療しようという考えは出てきません。

AとBは医師にお任せする以外にありませんが、Cは患者が自分自身で取り組むセルフケアプログラム（家庭療法・自然療法）です。Aだけ、もしくはAとBだけでもなく、Cも加えるべきだというのが統合医療の考え方です。Cの内容については、多種多様な方法がありますが、基本の柱となるのが①食事②運動③ストレス対処法の三つです。

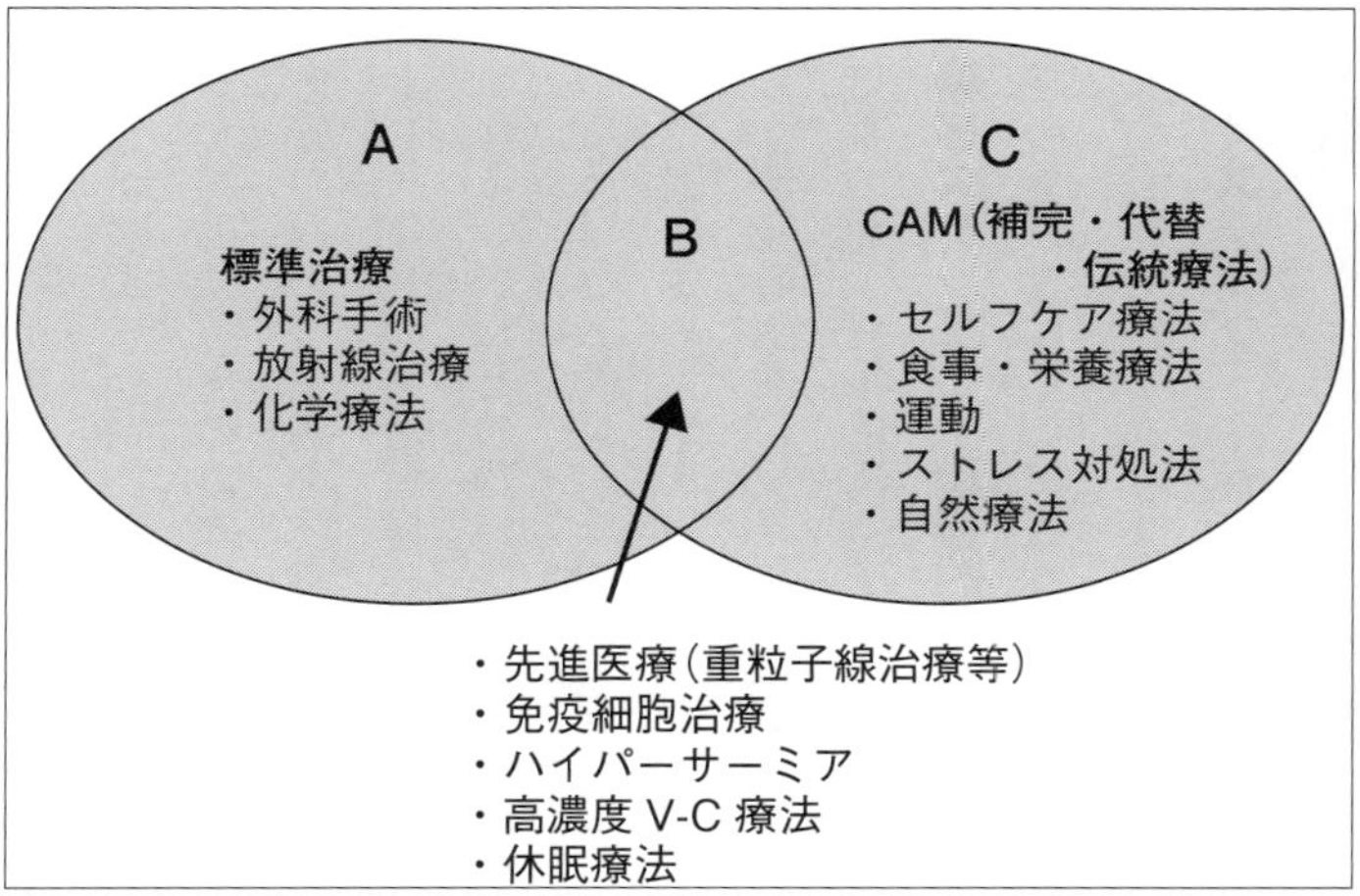

A+ B ＋ C ＝統合医療

●第2ステップ……ライフスタイル（生活習慣）の大転換

自分ががんになった理由を考えるのががん治療の最初の出発点です。なぜなら、がんはこれまでの生活習慣がつくり上げた結果だからです。

ですから、原因である自分の生活習慣（食習慣やライフスタイル）を総点検し、なぜ自分はがんになったのかという回答を自分なりに見出さなければなりません。

がんは生活習慣病だという認識、つまり、がんは自分がつくったということを自覚し、その責任は自分にあるのだということをまず受け入れて、その反省から治療は始まります。

自分ではっきりとがんの原因を突き止めたな

らば、同じことを繰り返さなくなり、がんを再発させなくなります。

自分ががんになった理由をあいまいにしたままだと元の生活習慣に戻り、再発につながります。再発防止のためにも、この作業は絶対に必要です。

自分の過去の生活を総点検・反省したなら、がんが喜ぶ食習慣、喫煙、飲酒、運動不足、ストレスなどの生活習慣の大改革に着手します。

これらはがんとの闘いに大きな影響を与えますから、自分のがんがどのような状況にあろうとも、がん克服に向けて欠かすことはできない第一歩なのです。

食習慣を始め習慣を変えることは難しいですが、習慣は少しずつではなく、一気に変えたほうが元の生活に戻りにくいのです。がんになる前と後でどれだけ「変わった」か、がん克服のキーワードは「チェンジ」です。

●第3ステップ……積極的に治療に参加する用意はできたか?

だれかが治してくれるのでもない、自分がやる以外にない道です。患者には自分しかできない責任分担があります。

●第4ステップ……がんを育てる体内環境の改善に取り組む――セルフケアプログラムの実践

具体的な療法に取り組む前に、自分が取り組む療法でなにを目指すのかということをはっきりさせる必要があります。家庭で行うセルフケアですから、がんそのものを攻撃するのではなく、がんを育てるような体内環境をがんが存在しにくい環境に変えることを目標にします。そうすればがんは成長しにくくなるということを信じるのが統合医療の立場です。

目指すはがんが大きくならない体内環境づくり

いよいよこれから具体的な方法に取り組んでいく段階にきました。医師からどんな療法を受けていようとも、それと並行して自分自身でがんを取り巻く体内環境に対して働きかけていくのです。

現在の自分の食事の内容や生活習慣を細かくチェックすることにより、自分の現在の体内環境ががんにとって都合のいい環境になっているかどうかを調べましょう（第6章「避けるべき食べ物のリスト」119頁参照）。

がんが育つ生化学的環境を変えない限り、再発してくる可能性が高くなります。がんだけをやっつけようとして、がんを育てる環境に手をつけないのは片手落ちです。

がんの勢いが大きくなって手がつけられない状態になって、坂を転げ落ちていくような状況になったときは、三大療法の強力な力で食い止めてもらわないと間に合いません。そして、食い止めてもらっている間に、食事療法などを使って、がんが大きくならないような環境に変えようというのが統合医療の考え方です（『「死の宣告」からの生還』岡本裕）。

●第5ステップ……前進を阻む障害物を取り除く

治療を進める上で、障害になっていることはなにかをはっきりさせ、その解決に努めます。ここで、第2ステップで考えた自分ががんになった内的・外的な理由のうち、解決されていない問題に取り組みましょう。タバコやアルコールを止められないといった目に見える障害だけでなく、目に見えない心の状態にかかわる障害もあります。

がんに対する不安や恐怖、ストレス、人間関係の悩み、生きる目的の喪失など生きる意志を弱めるものなどです。これらの障害に目を向けないまま治療を進めてしまうことが多いのです。

闘う力をそぐもの、足を引っ張るものを解決する努力がどうしても必要です。特に、障害の内、「これさえ解決できれば自分のがんは治ると思う」というような一番難しい悩みがあれば、これは放置しておいてはいけません。

難しいとしても避けて通らないでなんとしても解決策を見つける努力をしましょう。それが治癒につながるのです（第8章「家族病理の解決こそが治癒へのカギに」291頁参照）。

●第6ステップ……自分は現在どの地点に立っているのか？

がん治療の三つの局面

すべての患者はみなそれぞれ異なった状況にあります。がんと診断されたばかりの人もいれば、何年もがんと闘っている人もいます。

その立っている地点の違いにより、取り組む内容も目指す方向も違ってきます。現在、自分はどの地点に立っているかをはっきり確認します。

ほとんどの人は次頁の図のように、がんが発見（B）されてから、三つの段階を経ていきます。

①**攻撃局面（attack phase）**……がんに対して、三大療法を使って目に見えるがんと目に見えないがんの根絶を目指します。

②**封じ込め局面（Containment phase）**……がんの成長をコントロールする局面

攻撃を与えた結果、C（部分寛解）かD（完全寛解）に至る。Dは初期か転移のない段階で発見されたケース。手術などの治療を受けて、とり残しのがんはなくなりましたが、

がん治療の三つの局面

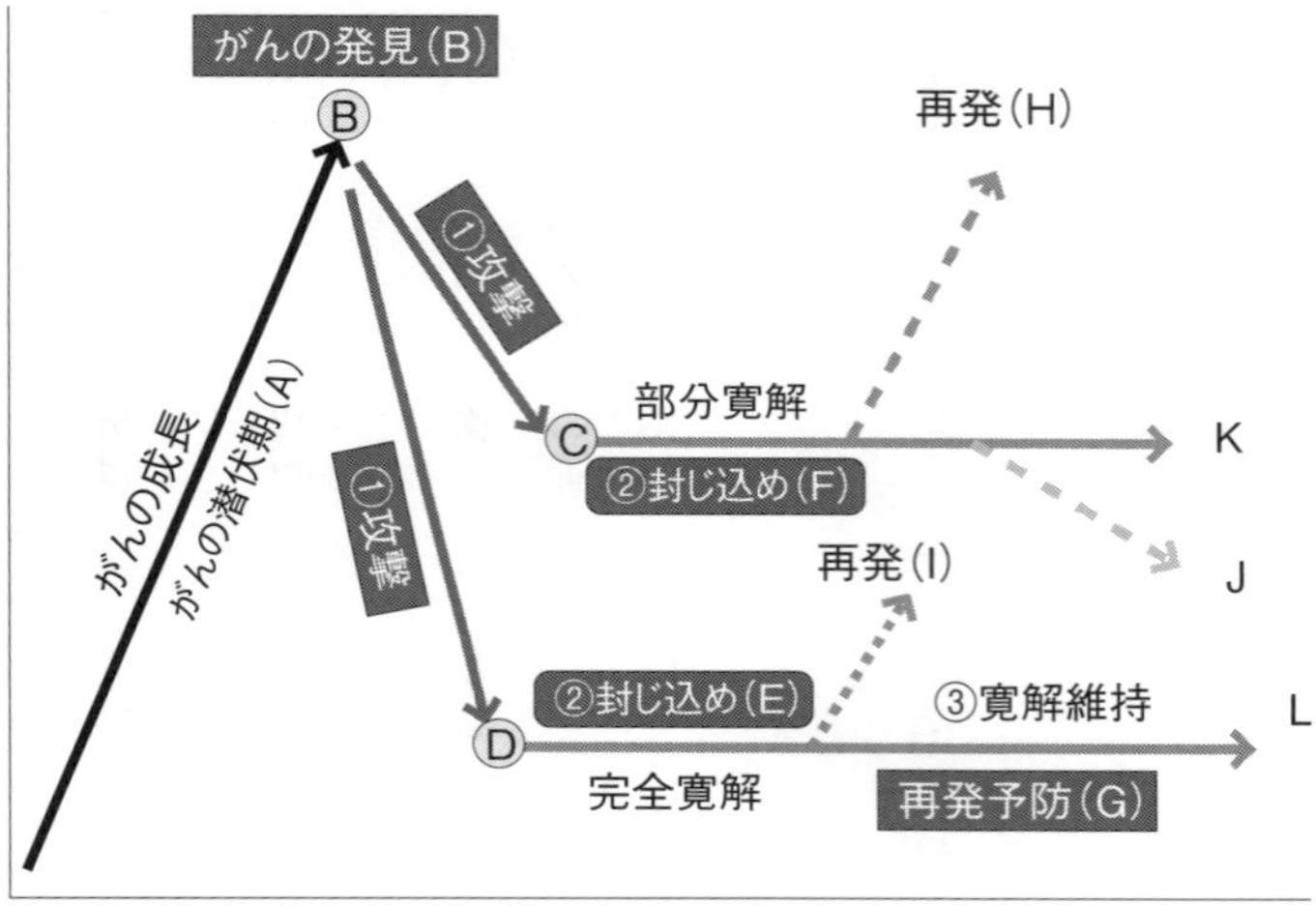

『LIFE OVER CANCER』(Keith Block)より

それぞれの現在の位置

A：がんの潜伏期にある人……まだがんと診断されていない人
B：がんと診断されたばかりの人で、次の治療日を待っている人
①：現在三大治療を受けている人
C：治療を受けたが、まだ目に見えるがんが残っている人
D：治療を受けて、がんが無くなった状態の人(目に見えるがんはないが、目に見えないがんがあるかもしれない人)
E：G：がんは完全に消えたが、再発予防をしている人
F：目に見えるがんを封じ込める闘い
H：I：再発した人
J：がんが消えつつある人
K：がんと共存中の人
L：がんのコントロールに成功している人

どこかに目に見えないがんが潜んでいるかもしれない状態。

目に見えるがんがなくなったなら、目に見えないがんを一掃するためのプログラムを始める。ここでは、通常療法（三大療法）と統合療法を使って、がんが成長しないようにコントロールする（封じ込める）ことに焦点を当てる段階。

一番厄介なのは目に見えるがんが残っているCの人です。がんの封じ込めに最も総力を上げないといけないのがこの局面です。

通常療法に先進医療、免疫療法、温熱療法などの療法、それに食事も栄養もすべてを動員し、がんを眠らせるようにするのが目標です。図のCの地点から水平に進行できるようにがんの成長をコントロールするのが目標です。

Hに向かっていかないように、長期にわたってがんを抑えこむためのプログラムを立てて取り組んでいかなければならない段階です。

③寛解維持局面（Remission maintenance phase）……攻撃局面で成功したように見えても、「早めの安心」は禁物です。がんがなくなったのと治癒は同じではないからです。がんの封じ込めが1年以上成功すれば、再発予防の局面に移ります。

がん予防と同じルールを適用し、がんの再発を予防していきます。10年たって再発した人も珍しくありませんから、5年たったから安心するのではなく、再発のリスクを減らすためのフォローアップ・プログラムを続けていくべきです。

統合療法でがんに対する抵抗力を強め再発を防止していきます。Cのがんが休眠状態にある人は、J（矢印が下方）を目指します。また、H（再発）になってもあきらめず下方を目指します。

私の友人ですが、乳がんになって全摘手術を受けたけれども反対側に再発し、残りの乳房も切除しました。

しばらくして今度は肺に転移し、もう治療法はないと医師にいわれましたが、この段階から統合医療に取り組んだ結果、現在がんは消えて元気に生活しています。

私がこの本で目指すのは、この友人のようなケースの人を一人でも多く出したいということなのです。

6

食事療法こそがすべての治療法の基礎
がんを予防する食事の国際的基準とは

食事ががんに与える影響

本章と次章で取り上げる療法は、自然界の「五人の名医」である食物、光、空気、水、土を利用して治る力を引き出そうという、いわゆる自然療法です。昔から行われてきた伝統療法であり民間療法です。それらをがんの治療用にアレンジして組み合わせたものです。やることといえば、食事を変え、体を温めたり冷やしたり、体を動かしたり、酸素や血液の循環を良くするといった単純なことです。あとは治す方法を知っている〝自分のなかに住む医者〞に委ねるだけです。

五感を通していろいろな刺激を体に与えてリラックスさせストレスを減らし、自律神経を調整したり、免疫能を高めて治る力を引き出そうということです。

ジグソーパズルで、ばらばらであったピースが正しい位置に置かれると全体像が見えてくるように、体のなかの様々なシステム（神経系、免疫系、ホルモン、循環など）が協力し合って、うまく働けなくなっていたのが、それぞれの働きを回復し本来の状態に戻っていくと、それまで見えなかった「治癒力」が浮かび上がって見えてくるようになります。

これは病院の治療を受けながら、その治療効果がより上がるようにするのが目的です。これらの、そしてすべての治療法の基礎になるのが「食事」です。

医師から「ステーキやアイスクリーム、ケーキなんでもおいしいものや好きなものを食べたいだけ食べて大丈夫ですよ」といわれ、実際そのようにしている患者さんもたくさんいます。食事はがんの治療にプラスにもマイナスにも影響を与えることはないのでしょうか。もしそうだとしたら、食事療法など無意味だし、むだなことに時間とお金と労力を費やして苦労する必要はないということになります。

それまで標準治療で治療する側に立っていた医師ががんになって今度は治療を受ける側に立ったとき、その治療法にも限界がきたとき、次にどういう選択をするかということは興味深いものです。再発の絶望のはてに〝異端〟療法の食事療法に出合い、がんを克服した医師たちもいます。

たとえば、外科医である橋本豪医師は、ご自身が悪性リンパ腫になったとき、「自分の体を実験台にしてがん治療の新しい可能性を探ってみたい」と決意され、抗がん剤治療を拒否し、ゲルソン式食事療法で克服されました（『ガン治し本気塾』）。

ジェイン・プラント教授（『がんと牛乳』）やダヴィド・シュレベール博士もがん再発を食事療法で乗り越えています（『がんに効く生活』）。

これを単なる個人のエピソードと見るのではなく、食事は本当にがん治療に大きな影響を与えるのではないかと、柔軟な思考と謙虚な気持ちでこのような体験に耳を傾けてみるべきではないでしょうか。

事実、食事はがんが成長したり、転移する機序に直接影響を与えます。また、間接的に食事は、がんの周りの生化学的環境を変えることで、がんを悪化させることもできるし、がんの成長を抑えるのを助けることもできます。要するに食事は、がんに勝つか、もしくはがんに征服されるかの大きな「決め手」になるということです。

以下は、食事ががん闘病の予後に大きな影響を与えることを示すいくつかの例です。

①高脂肪食と精製された食べ物を摂ると肥満になりやすく、その結果、がんの再発のリスクが高くなる（Dietary fat intake does affect obesity: American Journal of Clinical Nutrition.1998）。※なお、以下本書で示した根拠の出典はMEDLINEからの引用です。

②高脂肪食はＮＫ細胞の活動を抑えて、がんに対する防衛力を弱くするが、低脂肪食は、ＮＫ細胞を著しく活性化する（Natural killer cell activity in a longitudinal dietary fat intervention trial. Clinical Immunology & Immunopathology.1990）。

③脂肪の摂取量が多いと、がんの再発率が高くなるか生存率が低くなる。もしくはその両方である（Dietary fat consumption and survival among women with breast cancer: J

Nat Cancer Inst.1985)。

④乳がん患者が、脂肪から摂るカロリー摂取量を25％から35％に増やすと、再発のリスクは約2倍高くなった（Treatment failure and dietary habits in women with breast cancer.J Nat Cancer Inst. 1993）。

⑤大腸がん第Ⅲ期の患者で、果物、野菜、鳥肉、魚を多く摂ったグループは、肉、脂肪、精白した穀類とデザート（いわゆる欧米食）を多く摂ったグループに比べて、死亡率のリスクは半分であった（Association of dietary patterns with cancer recurrence and survival in patients with stage III colon cancer.JAMA. 2007）。

このような例からもわかるように、食べ物は、がんの予後に大きな影響を与えます。がん患者は「なんでも好きなものを食べてもいい」というわけにはいかないのです。

がんと体内環境の関係は種と土壌の関係

なぜ食事療法が必要なのでしょうか。これは、がんと体内環境を種と土壌の関係に例えてみるとわかりやすいでしょう。畑に種をまいたとき、その種が芽を出して順調に成長するためには、適度な気温、水、日光、空気、栄養などの条件が整う必要があります。これ

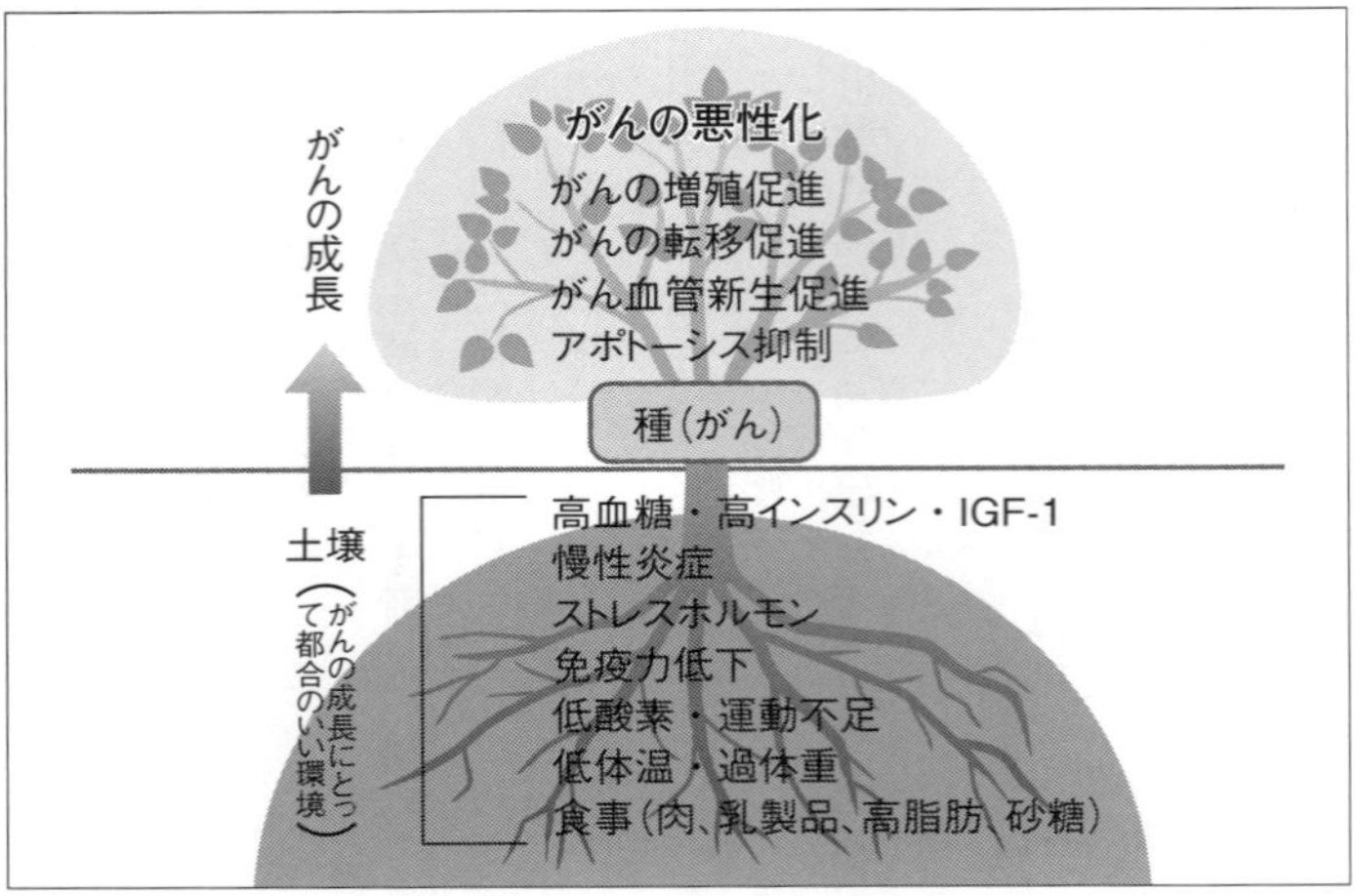

がんを成長させる体内環境があった！

らの条件がそろわないとうまく芽が出なかったり、順調に成長せず、途中で枯れたりします。

がんの成長もがん細胞が一人で勝手に成長するのではなく、それを成長させる畑（土壌）が必要であるという点では、まったく同じ関係で考えることができます。

種に相当するのががん細胞で、土壌（畑）に相当するのが体内の環境です。

がんが成長するか、あるいは、がんの成長を抑えられるかは、体内環境ががんの成長にとってプラスの状況（肥沃《ひよく》な土壌）にあるか、もしくはがんの成長にとってマイナスの状況にあるかによって決まってきます。

現在、自分ががんとのかかわりでどの地点（106頁の図）に立っていようとも、共通に取り組まなければならないことは、体内環境をがんの成長に都合のいい状態から、がんの成長にとって都合の悪い環境に変えることです。

その重要なカギを握るのが食事です。食事を改善しないと「環境」は変わりません。木にできたカビを取り除いても、光、水、温度の条件が整うと再び生えてきます。

同様に、がんを取り除いても、がんが生まれてくる条件が整うと再発してきます。したがって、この体内の環境から、がんの増殖や転移を促進するようなもの（プロモーター）を取り除かねばなりません。

がん患者はがん細胞そのものだけに目を奪われますが、がん予防・再発予防のカギはがんを取り巻く周りの環境に目を向ける必要があるということです。

この観点から見るとき食事の大切さがわかります。食事療法の目的はがんを直接攻撃（それはもともと不可能）しようとすることではなく、がんの成長、増殖、転移に好都合な背後条件を、がんが存在しにくい環境に変えようとすることにあります。

がんの増殖に有利な体内の条件を変えられるか否かに自分の生死が懸っているのです。

次章で取り上げる食事以外の様々な療法（光、空気、水、土）もみなこの体内環境の改善を目指しています。

がんを予防する食事の国際的基準

では、なにを根拠に、なにを基準にして食事の内容を決めればいいのでしょうか？「栄養指導においてどの程度の科学的根拠があれば指導を行っても良いのか、これまで明確な指標がなかったが、がんについて、多数の疫学調査の解析に基づいて勧告されたがん予防14カ条の食事指導は推奨できると考えられている」（石川秀樹大阪府立成人病センター研究所）。がん予防14カ条は、米国がん研究協会（ＡＩＣＲ）と世界がん研究財団（ＷＣＲＦ）から１９９７年に発表されました。

◆がん予防14カ条（禁煙を加えて15カ条）

ＷＣＲＦとＡＩＣＲは、食物栄養とがんについての４５００の世界中の学術論文を、８ヶ国15名の専門家が3年半にわたり分析評価した結果、食生活とそれに関する要因（肥満、運動、飲酒）15カ条に気をつけることによって予防が可能ということを提言しました。

①**植物性食品を基本とし、多様な食物を食べる**　多種類の野菜や果物、豆類、なるべく精製度を抑えたでんぷん質の主食食品が豊富な食事を摂る。玄米、全粒粉のパンなど。

②**標準体重の維持**　低体重や肥満を避ける。成人のＢＭＩ（体格指数）は18・５～25に、

理想は21～23。（注）ＢＭＩ＝体重（ｋｇ）÷身長（ｍ）の２乗

③運動の継続　体を動かすことが少ない人は、１日に１時間の速歩か、それに匹敵する運動、さらに週に少なくとも合計１時間の活発な運動をする。

④四季を通じ野菜・果物を豊富に摂る　多種類の野菜・果物類を１日あたり４００～８００グラム摂取する。

⑤多種類の穀類、豆、根菜類を食べる　総エネルギーの45～60％をでんぷん・植物性タンパク質食品から摂取。これは１日６００～８００グラム（調理した重量）に当たる。また、精製した砂糖の使用を抑える。

⑥アルコール類の飲用は薦められない

⑦赤身の肉は少なめに　牛肉、豚肉など赤身の肉は１日80グラム以下、総エネルギーの10％以下とする。できれば赤身の肉の代わりに魚を摂る。

⑧総脂肪や油を抑え、植物油は控えめに使用する　脂肪の多い食品、特に動物性脂肪を抑え、総エネルギーの15％、多くても30％以下とする。

⑨食塩、塩蔵物を抑える　一日の総食塩摂取量は成人で６グラム以下に。塩分の多い食品を控える。塩、しょうゆを抑える。

⑩カビの生えたものは食べない　⑪低温で保存する　⑫食品添加物や農薬残留に注意　⑬肉や魚は焦げたものを避け、塩干くん製の肉類は頻繁に食べない　⑭栄養補助剤に頼らない　⑮タバコは吸わない

◆がん予防10カ条

ＡＩＣＲとＷＣＲＦは14カ条発表から10年後の２００７年11月にがん予防10カ条を発表しました。１９９７年のときよりさらに徹底し、50万件の関連論文から２２０００件選び、そのなかから最終的に厳しい審査基準に合った７０００の論文を選びました。それを、21名の著名な学者が6年がかりで分析評価し導き出した提言です。これまでに発表されたなかで、「ライフスタイルとがんのリスク」に関する最も包括的な報告書といわれています。

①標準体重の維持　ＢＭＩを18・５～25に維持。

②運動の継続　毎日30分の身体活動。

③高カロリー食品（高脂肪食品や砂糖を多く含み、食物繊維の少ない食べ物）の摂取を制限し、甘味飲料（加工フルーツジュースや炭酸飲料など）は飲まない。

④バラエティに富んだ野菜、果物、全粒穀物、豆類をもっと食べる（食物繊維の栄養素を

含む植物性の食べ物）。

⑤赤い肉（牛肉、豚肉、羊肉）の摂取量を1週間に500グラム以内に制限し、加工肉は食べない。

⑥飲酒は薦められない　飲むなら1日男性は2杯（＝日本酒1合相当）、女性1杯（＝ビール250ミリリットル相当）。

⑦塩の摂取は1日に6グラム以下に　塩辛い食物や塩で加工された食品の摂取を制限する。

⑧サプリメントに頼ってがん予防しようとしてはいけない　バラエティに富んだバランスのとれた食事を摂ること。

⑨赤ちゃんは生後6ヶ月までは母乳だけで育てるのがベスト　母乳で育てることが乳がんの予防になる。

⑩がんの治療をすでに受けた人（キャンサーサバイバー）は、再発予防のために、これらの予防推奨項目（運動・体重・食事）を守るべきである。

避けるべき食べ物（がんの成長を助ける食べ物）のリスト

これまで述べてきたがん予防14カ条と10カ条をまとめると、避けるべき食べ物は、以下のようになります。これらは、がん予防という観点から見たらリスク要因ですが、すでにがんになっている人にとってはがんを促進する働きのある食べ物（プロモーター）です。

がん患者が、なんでも好きなものを食べてもいいかどうかにかかわるのがここにあげた食べ物です。がんはイニシエーター（発ガン因子＝生みの親）だけでは成長しません。

成長するにはプロモーター（促進因子＝育ての親）が必要であり、プロモーターは食べ物のなかに含まれています。

①体に悪い精製された炭水化物（GI値の高い食べ物と食物繊維のない食べ物）を避ける

（詳しくは本章「⑴血糖値をコントロールしてがんの増殖を抑える」155頁参照）

・精白された穀類（白米、白パン、うどん、白パスタ）

・白砂糖、高カロリー食品（砂糖や脂肪を多く含む食品）、ケーキ、アイスクリーム、チョコレート、フライドポテト、キャンディー、クッキー

・甘い飲み物、ソフトドリンク、加工缶ジュース、缶コーヒー

②肉類を避ける　肉は鉄分を多く含むため、活性酸素を多く発生させます。これがDNAに傷をつけます。赤身の肉やチキンは、飽和脂肪酸やアラキドン酸を多く含みます。アラキドン酸は炎症を強めるプロスタグランジンE2となり、これががんの成長や転移を促進

します。

肉や乳製品にはコレステロールが含まれています。高コレステロール値はがんの転移につながります。

・特に赤身の肉（牛肉、豚肉、羊肉）

・加工肉食品（ハンバーガー、ハム、ソーセージ、サラミ、ホットドッグ、ベーコン、燻《くん》製《せい》など）は、大腸がんの確実なリスク要因とされ、はっきりと「食べてはいけない」と断定されています。

③動物性脂肪と植物性脂肪（オメガ6）を避ける

がんになった人は、油のビンを、きれいさっぱりと台所から捨てることです（詳しくは本章「⑵炎症を抑えてがんの成長を阻止する」160頁参照）。

・動物性脂肪（飽和脂肪）～牛肉・豚肉・皮付き鶏肉など、肉についている脂肪、ラード、バター。肉料理、油を使った料理を避ける

・オメガ6脂肪酸を多く含む植物油（コーンオイル、紅花油、サラダ油、大豆油、ヒマワリ油）、その油を使った料理（フライドポテト、ドーナツ、フライドチキン、揚げ物、ファーストフード）・トランス脂肪酸～マーガリン、ショートニング、これらを多く含む食

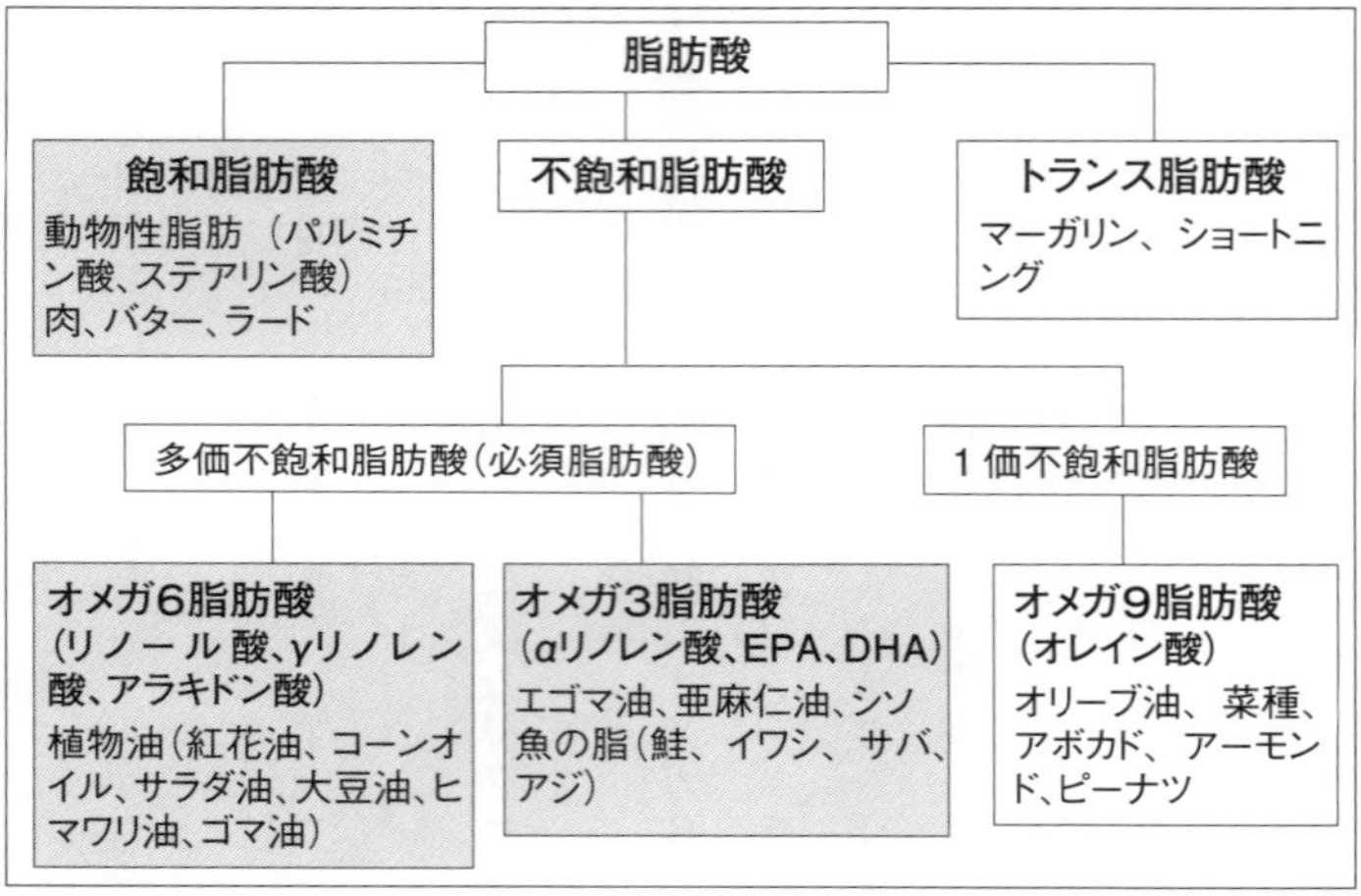

脂肪酸の分類

品（ケーキ、パン、ビスケット、菓子類）。

◎乳がん患者で飽和脂肪酸を最も多く摂る人は、最も少なく摂る患者より死亡率が2倍高い（Better breast cancer survival for postmenopausal women who are less overweight and eat less fat. The Iowa Women's HealthStudy. Cancer. 1995）

◎前立腺がん患者は飽和脂肪酸の摂取を最小限にすると再発率は半分になる（Saturated fat intake predicts biochemical failure after prostatectomy. Int J Cancer. 2008）

◎前立腺がんの患者で、飽和脂肪酸を最も多く摂ったグループは、最も少なく摂ったグループに比べて、死亡率が3倍高かった（Dietary fat and prostate cancer survival.

Cancer Causes Control. 1999)

④牛乳・全乳製品を避ける　チーズ、バター、クリーム、粉ミルク、ヨーグルト、牛乳を使った菓子類、アイスクリーム、ケーキ、ビスケットなど。

牛乳はホルモンに関係するがん（乳がんと前立腺がん）患者にとっては危険です。牛乳には子牛の成長を刺激するエストロゲン、インスリン、ＩＧＦ - １（インスリン様成長因子）が含まれていて、これががんの増殖を促進します。

牛乳に含まれるＩＧＦ - １が乳がん細胞の分裂・増殖を刺激します。特に、ＩＧＦ - １は、乳がんと前立腺がんにとって危険ながんの促進要因（プロモーター）です。

「ＩＧＦ - １（インスリン様成長因子）～成長ホルモンの働きにより産生される物質で、インスリンに似た作用をもつほか細胞増殖を促進する作用をもつ。肥満などから血糖値が上がると、すい臓はより多くのインスリンを分泌するため、高インスリン血症と言って血中のインスリン濃度が慢性的に高い状態を引き起こす。そうなると、インスリンやＩＧＦ - １の血中濃度が高くなる。いくつかの研究で、血中のＩＧＦ - １のレベルが高いほど、前立腺がんの発症リスクが増加することが示されている」（『がんの予防』津金昌一郎）。

乳がんになったジェイン・プラント教授は、肉食をやめ、野菜中心の食事に変え、すべての乳製品をやめましたが、ヨーグルトだけはいいと思って摂り続け、再発を繰り返しました。ところがヨーグルトをやめるとすぐに乳がんの進行がとまり、乳がんが治ったという体験をされています。

牛乳やヨーグルトは健康にいい、むしろ積極的に摂るべきという意見もありますが、プラント教授の『乳がんと牛乳』を読まれてから判断されてみてはいかがでしょうか。

●史上最大の疫学調査「チャイナ・プロジェクト」を行ったコリン・キャンベル・コーネル大学教授は、動物性タンパク質、そのなかでもカゼインが、がんの形成・増殖を絶えず強力に促進させる働きがあることを明らかにしています。牛乳に含まれるタンパク質の87%はカゼインです（『葬られた「第二のマクガバン報告」』）。

⑤塩分の摂取を最小限に　漬物、塩辛、塩蔵物、タラコ、イクラ、塩鮭、練りウニ（加工食品には塩分が多く含まれている）塩分の取りすぎは胃がんの原因となります。

⑥アルコールは飲まない　焼酎、酒、ウイスキー、ビール、ワイン　飲酒すると顔が赤くなる人は特に要注意。リスク77倍！

飲酒は特に食道がんの発がんリスクを高めます。アルコールが体内で分解されると発がん物質であるアセトアルデヒドが大量につくり出されるからです。

飲酒して顔が赤くなる人、もしくは飲み始めたころに赤くなる人は要注意。アセトアルデヒドを分解する酵素が1／16しか働かないため、毎日3合飲むとなんとリスクが77倍にも跳ね上がります。そして日本人の実に4割が顔が赤くなるタイプなのだといいます（NHKテレビ「ためしてガッテン」2010年6月30日放送）。

飲酒はほかに、口腔、喉頭、咽頭、胃の噴門部、大腸、肝臓の発がんリスクを高めます。がんになったなら、きっぱりとアルコールにサヨナラしましょう。

⑦食品添加物の多い加工食品　インスタント食品類（ラーメン、カップヌードルなど）。

食習慣のなかで一番改めにくい習慣が飲酒と肉食の習慣ではないでしょうか。この二つをコントロールすることが、がんをコントロールする道につながっています。

これらの食べ物を避けるだけで、がんを育てる「土壌」は大きく改善され、がんは育ちにくくなるのです。

なにを食べたらいいのか～積極的に食べるもの

避けるべきものを避けただけでは不十分です。次は、積極的にがんが住みにくい環境に変えることにより、がんを追い出していかなければなりません。そのためには、なにをどのように食べたらいいのでしょうか。がん予防14カ条と10カ条は、積極的に食べるものを以下のように推奨しています。

①全粒穀物をもっと食べる

②植物性タンパク質　多種類の豆類、芋類、バナナなどを食べる

③体にいい脂肪　オメガ3脂肪酸

④食物繊維　全粒穀物、野菜類、果物、海藻類、きのこ類

⑤バラエティに富んだ野菜、果物を四季を通じ豊富に摂る　1日400〜800グラムの野菜類や果物類を食べる。「1日に5皿相当の野菜と果物（400〜800グラム）を食べてがんを予防しよう」という「ファイブ・ア・デイ（5・a・day）運動」が米国では広がっています。

これらを一言でまとめると「プラントベース（植物性）でホールフード（whole food）の食事」ということができます。

「プラントベースでホールフードの食事」はがんのリスクを減らすだけでなく、心臓病や脳卒中、糖尿病やメタボリック症候群などの他の生活習慣病を予防する食事でもあります。予防だけでなく虚血性心疾患の治療食にもなるのです（『心臓病は食生活で治す』コール

ドウェル・エセルスティンJr、角川学芸出版）。

重要なホールフードの考え方

健康を勝ち取る秘訣は、個々の栄養素のなかにあるのではなく、ホールフード、すなわち、植物性食品全体のなかにあります。ホールフードとは、食べ物の全体を丸ごと（一物全体食）食べることです。日本では地元でとれた旬のものを丸ごと食べる身土不二《しんどふじ》の思想があります。そのように食べることで本来の栄養価値も効果を発揮できます。

ホールフードの代表はホールグレイン（精白していない穀類）で、玄米、全粒小麦粉、カラス麦、大麦、ソバなどです。ホールグレインの特徴は、第1に、「複合炭水化物」であり、GI値の低いエネルギー源として最適です。

複合炭水化物は、分子が大きいため、単純炭水化物よりゆっくりとエネルギーを供給します。複合炭水化物は、穀類、豆類、根菜類（ジャガイモなど）に含まれています。

炭水化物は複合炭水化物と単純炭水化物に分けられます。単純炭水化物は、ブドウ糖（グルコース）や果糖（フルクトース）などの各種の糖類です。

分子が小さいので体内ですぐに分解吸収され、エネルギーを供給します。乳製品、蜂蜜、メープルシロップには多量の単純炭水化物が含まれています。

第2に、精製や加工をしないので、ビタミンB、Eを含むビタミン類や、不足しがちなセレン、亜鉛、銅、マグネシウムなどのミネラル類、ファイトケミカルが豊富です。

第3にホールグレインは食物繊維が豊富です。その食物繊維が大腸がんを予防するだけでなく、血糖値のレベルを安定させ、体重を適正に保ち過剰なホルモンを減らし、免疫力を活性化するなど、重要な働きをします。食物繊維には水溶性と不水溶性の2種類がありますが、がん予防に絶対に欠かすことができません。

・水溶性食物繊維　ペクチン（果物、野菜、寒天）、グルコマンナン（こんにゃく）、アルギン酸（わかめ、昆布などの海藻類）。

・不水溶性食物繊維　セルロース（穀類、豆類、イモ類、野菜）。

◎ホールグレインを多く摂る乳がん患者は精白した穀物を食べる患者より生存率が高い
(Dietary fat, fiber, vegetable, and micronutrients are associated with overall survival in postmenopausal women diagnosed with breast cancer. Nutr Cancer. 2006)。

現代人は精製された白米や白パンを主食にするようになり、食品のなかの大事なビタミン、ミネラル、食物繊維、ファイトケミカルが不足する食事になりました。

穀類だけでなく、他の食物もできるだけ丸ごと食べるようにします。たとえば、リンゴは皮も一緒に食べるとか、ぶどうは皮も種も全部食べます。人参や大根は根っこだけでなく、葉も一緒に丸ごと食べます。

ホールフードを常に摂っていれば、サプリメントは基本的には必要ないものです。ですから、がん予防10カ条は、サプリメント（β - カロテンのようにある一つの成分を取り出したもの）だけではがんの予防はできないとわざわざ一条を設けてホールフードの重要性を強調しているのです。

がん予防も再発予防もルールは同じ

ところで、私が注目したのは、14カ条にはなく、2007年版で新たに加えられたがん予防10カ条の第10条目です。「がんのサバイバーは、がん予防の推奨事項を遵守すべきである」とあります。がんの再発を予防するには、がん予防法をそのまま実践しなさいといっています。

もはやがんの治療を受けた患者が、再発予防のためになにをしたらいいかわからないといっている時代ではないということです。がん予防とがん再発予防のルールは同じというのですから。再発予防の方向性をはっきりと打ち出したということは非常に画期的です。

もっと野菜と果物を食べよう！　もう議論の余地はない

なぜ野菜と果物を多く摂る必要があるのでしょうか？　なぜ野菜と果物は大事なのでしょうか？　野菜と果物のなかにはがん細胞と直接闘う数多くの要素が含まれているからです。それが植物に存在する色素や香りや苦みの成分である「ファイトケミカル（植物化学成分）」です。

ファイトケミカルは、ポリフェノール、アントシアニン、β-カロテン、イソフラボンなどの植物化学成分の総称です。一番種類が多いのがフラボノイド系で4000種類以上、カロテノイド系は600種類以上あります。

ファイトケミカルの研究が世界中で進み、野菜や果物に様々な抗がん作用があることがわかってくるようになり、がんの食事療法に根拠を与えてくれるようになってきました。食事療法が統合医療の一端を担う大きな可能性が開けてきたのです。

ファイトケミカルこそ、人間ががんの「分子標的薬」（がん細胞のみを破壊する薬剤）をつくり出すより先に、自然（神）が人間のために用意してくれた「分子標的薬」であり、だれでも、いつでも自由に使うことができるがんと闘う武器として与えられているものです。

野菜や果物のなかにがんから守ってくれる成分がすでに用意されていたということは本当に驚くべきことではないでしょうか。食事療法は、それをいかに有効に活かすかという工夫なのです。食事療法のカギは、ファイトケミカルが握っています。

ファイトケミカル〜がんと闘う武器

それぞれのファイトケミカルに様々ながんと闘う作用があることが発見されています。もちろんそれはほとんど、培養した細胞を用いた実験（インビトロ in vitro）や動物を使った実験（インビボ in vivo）結果、もしくは、人間の集団を対象にした疫学レベルの根拠ではあります。

このような研究結果を、人間の体で証明されていないから根拠がないといって無視するか、または、いつのことかわからない遠い将来に証明される日が来るまで待つか。しかし、がん患者にそんな時間的余裕はありません。

そのようなレベルの発見であったとしても、それを希望を与えてくれる有益な情報として受け入れて、効くか効かないかわからないとしても、どうせ食事は毎日三度しなければならないものですから、それならば自分の体で証明してみせるというくらいの意気込みで、実際の食事に取り入れてみるほうがはるかに自分のためになるはずです。

自分ががんになったとしたら、この病気を治すためにあらゆることをやってみようと思うでしょう。食事もその一つです。根拠はまだまだ不十分とはいえ、最新研究の成果に基づく新しい食事療法こそ、第一に挑戦してみる価値があるのではないでしょうか。

ファイトケミカルの分類

ファイトケミカルはポリフェノール群、カロテノイド群、イオウ化合物群の三つに大きく分けられます。それ以外に、糖質関連物質やテルペン類があります（次頁の図）。

①ポリフェノール群

ポリフェノールといえばあの赤ワインの鮮やかな色に象徴されます。ポリフェノールは、ほとんどの植物に含まれ、光合成によってできる植物の色素や苦味の成分です。その数は5000種以上あります。表皮、種子に多く含まれています。

ポリフェノール類はどれも活性酸素を除去する抗酸化作用が強く「ポリフェノール抗酸化軍団」と呼ばれています。高い抗酸化力によって老化や病気を予防し、また抗がん作用

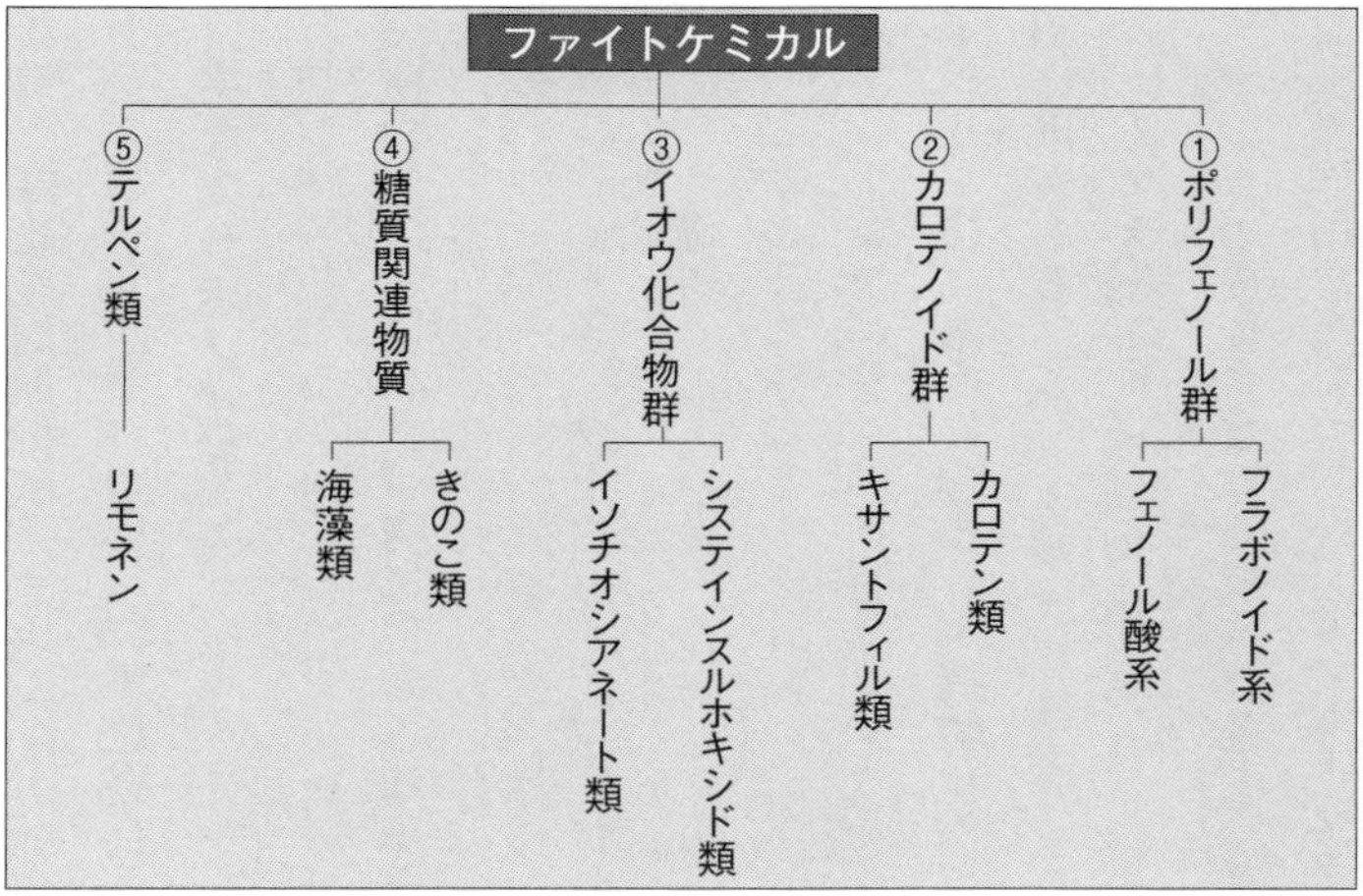

これががんと闘う武器の一覧だ！

も期待されています。

ポリフェノール群はフラボノイド系とフェノール酸系に分けられます。

フラボノイド系

フラボノイド系は4000以上の種類があり、ほとんどの野菜と果物に含まれ、活性酸素によるダメージから細胞を保護する抗酸化作用をもつ化合物です。動物や培養した細胞を用いた試験結果、もしくは、人間の集団を対象にした疫学調査レベルの根拠ですが、以下のような働きがあります。

フラボノイドの抗がん作用

①変異・発がん性物質の不活性化と解毒促進

②抗酸化作用　③酵素阻害　④アポトーシス

誘導　⑤細胞周期抑制　⑥ホルモン作用　⑦血管新生阻害（『がん予防食品～フードファクターの予防医学への応用』下位香代子）

主なフラボノイド

アントシアニン

植物界の紫色の食べ物に代表される色素。アントシアニジンの配糖体。抗酸化物質として有名。アントシアニンを含む食物（ナス、紫キャベツ、紫タマネギ、紫イモ、紅イモ、赤シソ、あずき、ブドウ、イチゴ、プルーン、ブルーベリー、ベリー類、黒大豆、黒豆、黒ゴマ、赤米）。

プロアントシアニジン

アントシアニジンの前駆体。ブラックチョコレート、ココアやブドウ、シナモン、ブルーベリーに高濃度に含まれ、抗酸化作用は赤ワインや緑茶より強い。抗炎症や血管新生抑制作用がある。

レスベラトロール

ブドウの皮に含まれる抗酸化物質。サーチュイン遺伝子（長寿遺伝子）を活性化して寿命延長作用があるとして、センセーションを巻き起こした最も注目されるファイトケミカル。

カテキン

緑茶に多く含まれる。抗酸化作用、老化抑制作用、抗突然変異、抗がん、抗菌など多くの働きがある。

イソフラボン類

大豆、葛《くず》などのマメ科に多く含まれる。ゲニステイン、ダイゼインなどのイソフラボンはエストロゲン（女性ホルモン）様の作用をもつ。

ケルセチン

タマネギ、ソバ、リンゴ、お茶、ブドウ、ブロッコリー、モロヘイヤ、ラズベリー、葉菜類、柑橘類などに多く含まれる。抗炎症作用と酸化ストレスを軽減する強い抗酸化作用、血糖値を下げる効果がある。ケルセチンはフラボノイドのなかでも特に強い抗酸化活性を示すため、活性酸素による酸化ストレスが関与するがん、動脈硬化、糖尿病などの生活習慣病の予防に重要な役割を果たすものと期待されています。

ルチン　そば、アスパラガス

ルテオリン

シソ、パセリ、セロリ、春菊、ピーマン、ブロッコリー、ニンジン、キャベツなどに多く含まれる。近年、ルテオリンの抗酸化作用、抗炎症作用、抗血管新生などの抗がん作用が注目されています。ルテオリンは血液脳関門を通過できるので、脳腫瘍《しゅよう》にも効果が期待できます。

アピゲニン

セロリ、パセリ、ピーマンなどに含まれる。がん細胞増殖を抑制（アポトーシスを誘導する食品・181頁の図参照）。

ヘスペリジン

温州ミカン、はっさくなど柑橘類の果皮および薄皮に多く含まれる。陳皮の主成分。抗酸化作用、抗炎症作用、発がん抑制作用を示す。

フェノール酸系

クルクミン

抗がん食品として最も注目されているのがターメリック（ウコン）に含まれるクルクミン。クルクミンの生理作用として抗腫瘍作用や抗酸化作用、抗炎症作用などが知られている。

リグナン

ゴマと亜麻仁《あまに》に最も多く含まれる。他に、穀物（ライムギ、コムギ、エンバク、大麦）、カボチャ種子、大豆、ブロッコリー、豆に含まれる。イソフラボンと同じようにエストロゲン様作用を示す植物エストロゲンであり、抗酸化物質でもある。

エラグ酸

イチゴ、ラズベリー、クランベリー、ブドウに多く含まれる。エラグ酸の強力な血管新生阻害作用が注目されている。

②カロテノイド群

カロテノイド群はカロテン類とキサントフィル類に分けられます。

カロテノイドは緑黄色野菜に多く含まれます。黄色、赤色、紫色などの天然に存在する色素の総称。カロテノイドは、体内に発生する活性酸素の除去能力（抗酸化作用）が極めて高いので老化やがんの発生に対しても効果があると考えられています。

自然界に存在するカロテノイドには、β‐カロテン、α‐カロテン、リコペン、ルテイン、アスタキサンチンなど約６００種類あります。動物は体内で生成することはできないので、野菜や果物などから摂取する必要があります。

複数のカロテノイド（α‐カロテン、β‐カロテン、リコペン、ルテイン、ゼアキサンチン、クリプトキサンチンなど）は個々のカロテノイドの特定の作用よりはむしろ、カロテノイドの全種類が一体となって相乗的に機能することが重要です。免疫細胞の働きを活性化して、がん細胞と闘う力を強めます。

主なカロテン類

β‐カロテン

緑黄色野菜、ニンジン、カボチャなどに含まれる赤橙色色素。ビタミンAの前駆体。発がん抑制作用。α‐カロテンにも発がん抑制が強いことが明らかになっている。

リコペン

真っ赤な完熟トマトの色として有名。トマト、ニンジン、スイカ、グミ、パパイヤなど赤色の果物・野菜に含まれる。トマトペースト、トマトケチャップに特に多く含まれる。リコペンはカロテノイドのなかで最も強力な抗酸化作用をもつ。前立腺がん、乳がん、肺がん、肝臓がん、大腸がんの発がん抑制効果がある。

主なキサントフィル類

ルテイン

緑黄色野菜（ホウレンソウ、ブロッコリー、キャベツ、ケールなど）、豆類、アオサ、卵黄、とうもろこし、グリーンピース、果物に多く含まれ、日常的に摂取しているカロテノイド。抗酸化作用が強い。「食べる目薬」ともいわれ、「目」の健康に欠かせない。皮膚がん、肺がん、大腸がんの発がんプロモーションを抑制する。

ゼアキサンチン

ホウレンソウ、ケール、ブロッコリー、キャベツ、卵黄に含まれる。肝臓がん発がん抑制、皮膚発がんプロモーション抑制。

アスタキサンチン

抗酸化力が非常に強い。赤い魚介類（鮭、イクラ、蟹、エビ、金目鯛）などに多く含まれる赤い色素。膀胱、口腔、大腸、肝臓の発がんを抑制する。動物実験で肝がんや大腸がんに対して顕著な抑制効果をもっている。β - カロテンの十倍以上の抗酸化作用がある。

β - クリプトキサンチン

血液脳関門を通過でき、脳や目に直接的に働きかけることができる作用がある。

活性酸素から守ってくれる抗酸化物質。温州ミカン、パパイヤ、卵黄、リンゴに含まれる。

フコキサンチン

ヒジキやわかめなどの海藻に含まれる。強力な発がん抑制効果がある。日本人が日常的に摂取しているカロテノイドである。

③イオウ化合物群

イオウ化合物群はシステインスルホキシド類とイソチオシアネート類に分けられます。

・システインスルホキシド類にはアリシン、アリイン、アホエン、硫化アリルなどがある。ニンニクの仲間（ニンニク、タマネギ、ニラ、長ネギ）に多く含まれる。

・イソチオシアネート類のイオウ化合物はスルフォラファン、アリルイソチオシアネート、イソチオシアネートがある。アブラナ科の野菜（ブロッコリー、キャベツ、大根、わさびなど）に多く含まれる。

④糖質関連物質～きのこ類と海藻類

・きのこ類～βグルカンはマイタケ、シイタケなどきのこ類に含まれる。

・海藻類～フコイダンは、昆布、わかめ、モズク、海藻類などに多く含まれるネバネバ成分。
・ペクチン

⑤テルペン類

テルペン類（テルペノイド）はレモンなど柑橘類に含まれる香気成分です。リモネン、リモノイド、カルボン、リモニンなどの種類があります。
・シソ科の植物（シソ、ローズマリー、セージなど）に含まれるジテルペンもテルペン類で、がんの成長を抑制する作用が確認されている。
・柑橘類（グレープフルーツなど）に含まれるリモニンには、発がん物質の排出を促進する効果、鎮痛作用、抗炎症作用、殺菌作用などがある。

これを食べてがんに勝て！

主なファイトケミカルと、それらを含む食べ物を概観しましたが、では、がんと闘うには具体的にどのようなものを選んで食べればいいのでしょうか。その一つの基準となるのが、１９９０年に米国ＮＣＩ（国立がん研究所）ががん予防効果の期待できる食品として

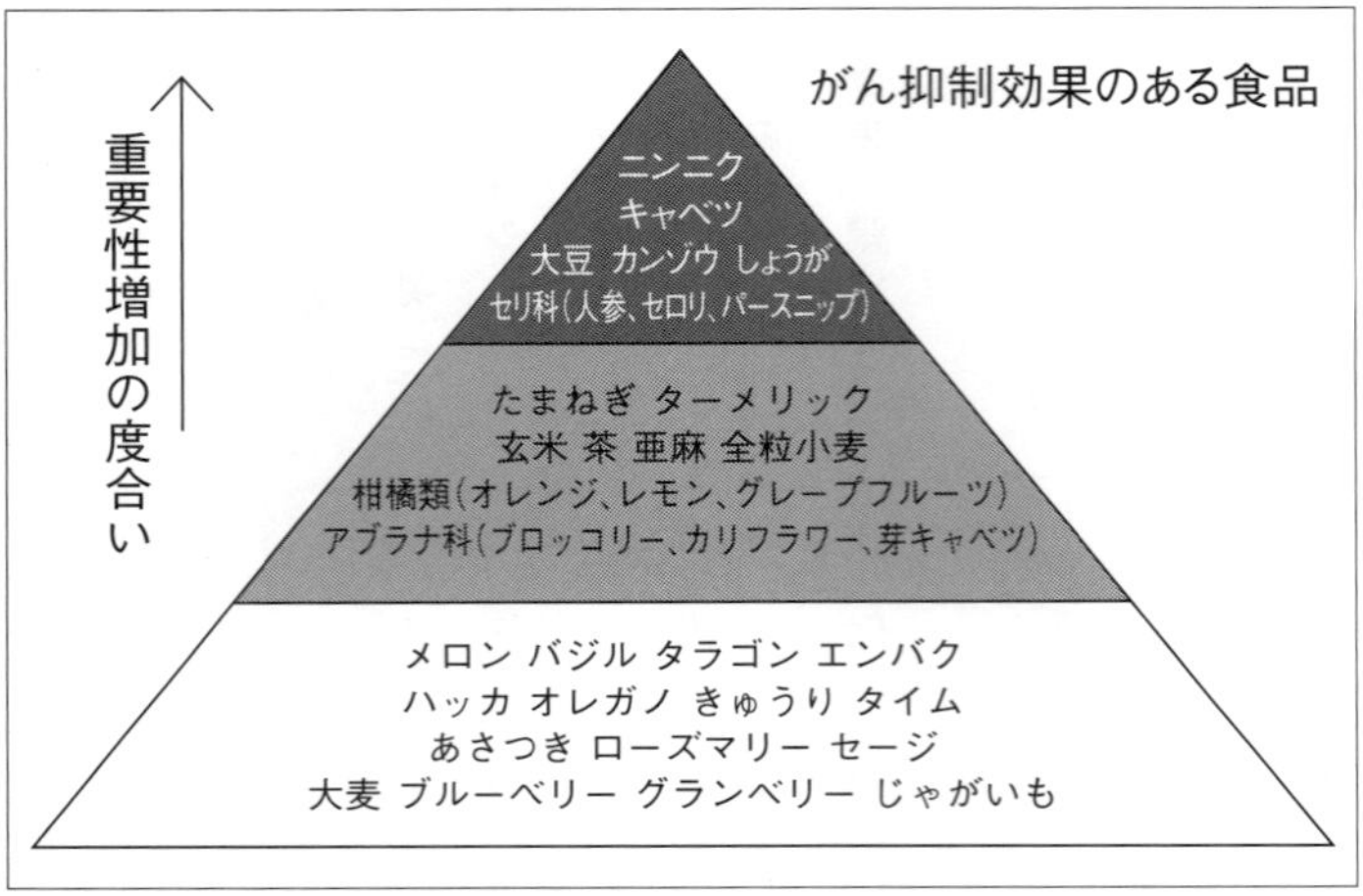

デザイナーフーズピラミッド(米国立がん研究所「デザイナーフーズ」より)

発表した「デザイナーフーズ」40品目です。

デザイナーフーズにがん予防の効果があるということは、それぞれの食品が抗がん作用のあるファイトケミカルを多く含んでいるということです。

これが発表されてから22年、この間に抗がん食品の研究は世界中で進められ、さらに多くの食べ物に抗がん作用があることが証明され、新たに抗がん食品のリストに加わってきました。がんの予防にも治療にも、食事の重要性の根拠が明確になってきました。

これまでは「がんになる危険性のある食物を食べない」という守りの予防法でしたが、これからは、「がんを予防できる食品」を積極的にとって予防しようという「攻めのがん予防」の時代です。「食べてがんを予防」する時代になりました（『がんにならない食べもの』大澤俊彦名古屋大学教授）。

ここにあげられている40品目は、うれしいことに、どれもみなスーパーマーケットで買える野菜と果物ばかりです。どこか深山幽谷に分け入って探さないと手に入らないようなものではありません。これらを優先的に食べてがんと闘いましょう。

がんと闘う代表的な野菜・果物

次にあげるのが、がんの治療やがん予防に欠かすことができない野菜と果物のうち特に重要なＴＯＰ17です。

・アブラナ科【キャベツ、ブロッコリー、カリフラワー、芽キャベツ、大根、小松菜、ケール、チンゲン菜、白菜、カブ、わさび】

なんといってもがんと闘う上で、絶対に忘れてはならないのがブロッコリーの仲間たちです。入手しやすいのも長所です。イオウ化合物であるスルフォラファン、アリルイソチオシアネート、イソチオシアネートがアブラナ科の野菜に多く含まれます。

ブロッコリーの仲間はアブラナ科と呼ばれます。抗がん作用のある野菜の研究が進むなかで、最も注目されたのがアブラナ科の野菜たちです。ブロッコリーはそのチャンピオンといってもいいでしょう。

アブラナ科の野菜にはイオウ化合物、カロテノイド、フラボノイド、テルペン類、フェノール類など考えられるほとんどの物質が含まれているのではないかといわれています。すべての野菜のなかで、最も多くの種類の抗がん作用のあるファイトケミカルを含む野菜です。抗がん作用の強いファイトケミカルは以下の三つです。

・インドール３カルビノール（Ｉ３Ｃ）～女性ホルモンであるエストロゲンの作用を抑え、乳がん発生を抑制する。乳がんのプロモーターであるエストロゲンの代謝を早めることで、分解を早めて体内のエストロゲンを減らし、乳がんの成長を抑制して、転移を防ぎます。女性にとって最強の味方がブロッコリーです。

・フェニチルイソチオシアネート（ＰＥＩＴＣ）～がん細胞のアポトーシスを誘導する働きがある。がんの成長に必要な血管新生を阻害する。

・スルフォラファン～第Ⅱ相解毒酵素を活性化し発がん物質や有毒な化学物質を解毒するのを助ける。これは、抗がん剤の毒による副作用から回復する手段として活用すべきです

（本章「(8)第Ⅱ相解毒酵素の誘導を促進して発がん物質を解毒する」２０２頁参照）。
胃がん予防～胃がんを引き起こすピロリ菌を殺す力があります。
（『Foods that fight Cancer』 Richard Béliveau McClelland & Stewart Ltd. 2006）

・ターメリック、ショウガ

欧米の研究者が最も注目しているのがターメリックと緑茶と大豆です。インドやアジア諸国で欧米よりがんが少ないのは、これらの三つを多く摂るからだと考えられるからです。ターメリック（ウコン）の成分であるクルクミンほど強力な「抗炎症作用」をもつファイトケミカルはありません。

そして「アポトーシスを促進する」「血管新生の阻害作用」「がん増殖抑制」などの働きがあり、まさに食べる抗がん剤といえるほどです。

ターメリックは腸からの吸収率が低いので、吸収率を高めてくれる黒コショウと一緒に料理する必要があります（『がんに効く生活』）。

・ショウガもターメリック同様の強力な抗炎症作用・抗血管新生・抗酸化作用があります。

・緑茶、ブラックチョコレート、ココア

緑茶には、多くの実験的研究と疫学調査により、多様な効果があることが明らかにされています。

①突然変異抑制作用～肝臓の解毒酵素を活性化する　②プロモーション抑制作用　③抗腫瘍作用　④発がん抑制作用　⑤がん転移阻害作用とアポトーシス誘導作用　⑥血管新生を抑制する　⑦強力な抗酸化作用がある　⑧抗ピロリ菌作用（『がん予防食品』）（本章「(4)アポトーシスを誘導してがんを退縮させる」１７９頁参照）

一つの食物でこれだけ多くの抗がん作用をもつものはめったにありません。成分のカテキンの一つであるエピガロカテキンガレート（ＥＧＣＧ）の働きによるものです。日本人にとって最も身近にある飲み物にこのような働きがあったとは、うれしい驚きです。

・ブラックチョコレート……ポリフェノールを多く含み、抗酸化作用は赤ワインや緑茶より強い。

・大豆

大豆は乳がん予防になくてはならない食べ物です。大豆に含まれるイソフラボン（ゲニステイン、ダイゼン、グリシテイン）は女性ホルモンのエストロゲンによる乳がんと、男性ホルモンであるテストステロンによる前立腺がんの成長促進を防いでくれます。

細胞ががん化して増殖するとき、チロシンキナーゼという酵素の働きが活発になることが知られています。ゲニステインは、がん細胞ができたとき、チロシンキナーゼの働きを抑制することで、がん細胞の増殖を抑えます。

・血管新生抑制作用～イソフラボンはがん細胞の血管新生を抑え、がん細胞の増殖を抑制する働きがあります。

・ユリ科ネギ属【ニンニク、タマネギ、ニラ、ネギ、紫タマネギ、ラッキョウ、アサツキ】

ニンニクの仲間～デザイナーフーズの筆頭にあげられているニンニクをはじめとする「ネギ属」に属する野菜は、イオウ化合物群（アリシン、アリイン、アホエン、硫化アリルなど）を含み、これがあの強烈な臭いの成分であり、がん予防効果を発揮します。

・ニトロソアミンなどの発がん物質を除去してくれる。

・DNA修復、増殖抑制、アポトーシスを促進。

・血糖値を抑える作用があり、インスリンやIGF‐1の分泌量が減り、がんの成長が抑制される。
・アリシンは、ＮＫ細胞を活性化させ免疫能を高める。
・ニンニクやタマネギは血栓ができるのを防ぎ、血行を良くして、血液凝固を抑制する。
・タマネギのケルセチンには強い抗酸化作用がある。

・セリ科【ニンジン、セロリ、パセリ、パースニップ、セリ】

ニンジンこそがん患者の最強の味方です。ニンジンジュースはがんの食事療法の基本中の基本です。
・パセリやセロリには、抗炎症作用のあるファイトケミカルであるアピゲニンが含まれています。アピゲニンはがん細胞のアポトーシスを促進し、血管新生を抑制します。このことを知れば、刺身のツマのパセリを残したりすることはなくなるでしょう。

・ナス科【トマト、ナス、ピーマン】

トマトを多く摂るほど前立腺がんになりにくい。
◎前立腺がんと診断された患者が手術を受けるまでの数週間に、毎日、30ミリグラムのリコペンを含む濃縮トマトジュースを飲んだ。それより少ない量を摂ったグループと比較したところ、がんのサイズは小さくなり、腫瘍マーカーPSAのレベルは低くなっていた(Effects of lycopene supplementation in patients with localized prostate cancer. Exp Biol Med (Maywood) . 2002)。

・柑橘類【温州ミカン、オレンジ、レモン、グレープフルーツ、ライム、キンカン、日向夏、夏ミカン、柚子《ゆず》】

テルペン類(テルペノイド)はリモネン、リモノイド、カルボン、リモニンなどの種類がある。柑橘類に含まれるリモニンには、発がん物質の排出を促進する効果、鎮痛作用、抗炎症作用、殺菌作用などがあります。

古事記のなかに、天皇の命《めい》を受けたタジマモリ(多遅摩毛理)が、海の彼方の常世の国へ不老長寿をかなえるという果実を探しにでかけた話が記されています。

彼がもち帰った「時《とき》じくの香《かく》の木《こ》の実」(時を定めずに常に良い香りを放つ木の実)という不老長寿の実は、実は、橘の実でありました。「橘は実さへ花さへその葉さへ枝《え》に霜降れどいや常世の樹《き》」(万葉集)とうたわれているように、昔から、太陽のように輝く黄金の実であるミカンは、永生を象徴する果でした。今、柑橘類に科学の光が当てられ、がんや病気から人間を守り健康を増進してくれる本当の力が明らかになってきました。

柑橘類は、抗がん物質をパッケージにしたような果物で、カロテノイド（βクリプトキサンチン）、フラボノイド（ヘスペリジン、ノビレチン）、テルペン、レモノイド、クマリン（オーラプテン）、水様性食物繊維のペクチン類など多くの種類のファイトケミカルを含んでいます。著名な栄養学者ジーン・カーパーは、柑橘類を「抗がん作用をもった化合物の驚異的なカクテル」と呼んでいます。

温州ミカン～日本人に最も多く食べられている温州ミカンの成分であるカロテノイドの一種、βクリプトキサンチンに高い発がん抑制効果があることを、農業技術研究機構・果樹研究所が明らかにしています（『がん抑制の食品事典』）。

・シソ科【シソ、青シソ、バジル、ミント、オレガノ、タイム、ローズマリー、セージ】

テルペン類～シソ科にはテルペン類のジテルペンが含まれていて、これががん細胞の自殺（アポトーシス）を促します。テルペン類はCOX－2を阻害する働きがある。

COX－2を阻害することは、炎症性プロスタグランジンの産生を抑制することになり、がんの成長を抑えます（本章「炎症」の項、160頁参照）。

・シソにはテルペン類のほかにフラボノイド類のルテオリンが豊富に含まれています。ルテオリンには、COX‐2阻害作用とともに強い抗酸化作用があります。

・ローズマリーの成分は、抗酸化作用と抗炎症作用が強い。

・ベリー類【イチゴ、ブルーベリー、ブラックベリー、ラズベリー、クランベリー】

ベリー類に含まれるエラグ酸は、血管新生を促進するVEGF（血管内皮細胞増殖因子）の働きを抑制する働きがあり、その結果血管新生を抑えます。アバスチンは、このVEGFを標的にした分子標的薬です。

・きのこ類【シイタケ、マイタケ、シメジ、エリンギ、マツタケ、エノキタケ】

きのこ類に含まれる多糖類のβグルカンには①NK細胞などの免疫細胞を増やし、活性化する　②転移を抑えるなどの働きがあります。

・海藻【わかめ、昆布、モズク、ひじき、海苔】

海藻類に含まれる多糖類のフコイダンには以下のような働きがあります。
①がん細胞の成長を抑える　②血管新生を阻害する　③T細胞やNK細胞などの免疫細胞を活性化する　④抗炎症作用がある

・オメガ3脂肪酸（魚）【イワシ、アジ、サンマ、サバ、鮭】
魚はオメガ3脂肪酸（EPA）を供給してくれます。
・抗炎症作用がある。
・細胞の構造、機能を正常化するのを助ける。
・免疫細胞を活性化する。

・果物【ブドウ、リンゴ、バナナ、パイナップル、パパイヤ、キウイ、マスクメロン、イチジク、スイカ、桃、梨、柿、杏、アボカドなど】
すべてのファイトケミカルのなかでも特別注目されているのが赤ブドウの皮に含まれているレスベラトロールです。赤ワインのなかにしか多く含まれていないのが玉に傷です。次善の策として赤ワインの代わりにブドウジュースで代用しましょう。

・イモ類【ジャガイモ、サツマイモ、紫芋、サトイモ、ヤマイモ】

・穀類【玄米、全粒小麦、カラス麦、大麦、ソバ、アマランサス、アワ】

・ナッツ類・種子【アーモンド、クルミ、栗、ピーナッツ、ピスタチオ、カシュウナッツ、ゴマ、亜麻仁、ヒマワリの種】

・ゴマ～がんの原因である活性酸素を消す働き（抗酸化作用）のあるセサミノール、セサミン、抗酸化ビタミンであるビタミンEが豊富です。セレンが豊富に含まれることは特筆すべきことです。

・ピーナツとピスタチオにはレスベラトロールが含まれている。

がんと闘う総合的な戦術が必要

私たちの体は、四六時中終わることのない闘いが展開されている〝戦場〟です。しかし、がんを取り巻く環境が①高血糖、②慢性炎症、③酸化ストレス、④がん細胞のアポトーシス抑制、⑤血管新生の促進、⑥免疫能の低下、⑦危険なホルモンの増加など、がんの成長に都合のいい環境になっていれば、私たちにとって形勢は極めて不利です。がんは多段階を経て進展していき、一つの経路ではなく複数の経路を通って成長していきます。

「前立腺がん患者が食事と生活習慣を3ヶ月変えただけで、がんの進展に強い関連のある多くの遺伝子を含む453個の遺伝子の活動が抑制された」(Changes in prostate gene expression in men undergoing an intensive nutrition and lifestyle intervention. Proc Natl Acad Sci U S A. 2008)という研究からもわかるように、食事は遺伝子レベルでも分子レベルでもがんに大きな影響を与えるのです。

食事療法は食物のなかに含まれている無数の様々な種類の抗がん化学分子(ファイトケミカル)を使って、ある特定の分子を標的とする分子標的薬治療のようなものです。がんの侵入は同時に多方面からやってくるし、生き延びる経路もいくつも準備しています。

ハイブリッドカーが、ガソリンがなくなっても電気に切り替えて走れるように、がんも抗がん剤で一つの経路が攻撃されても、別の経路に切り替えて生き延びていきます。ですからこのようながんを追い出すには四方八方から同時に攻めていく戦術が必要です。

その戦術は以下のように体内環境をがんに敵対する環境につくり変えていくための戦術です。

①血糖値を抑え②炎症を抑えることにより③がんの増殖や血管新性を抑制し④がん細胞の自殺（アポトーシス）を誘導する。⑤酸化ストレスを減らし⑥免疫細胞を活性化してがんと闘う力を強める。⑦血液の粘着性を減らし転移を防ぐ。このように複数の方向からがんを攻めていくことにより生まれてくる力が一つとなって、それが「がんと闘う総合的な力」となるのです。これから、それぞれの項目について、詳しく見ていきます。

(1)血糖値をコントロールしてがんの増殖を抑える

血糖値とインスリン値の高い環境はがんの成長を促進する

がん細胞は活動が活発なため、まわりの正常細胞より3倍から8倍も多くブドウ糖を消費します。がん細胞が「甘党」とか「糖分に飢えた細胞」といわれるゆえんです。

がんの検査法であるＰＥＴ検査（陽電子放射線断層撮影）は、がん細胞が他の正常な細胞に比べて、ブドウ糖を多く取り込む性質があることを利用したものです。

血糖値が高いとがんのリスクが高まることを立証するデータをいくつかあげてみます。

・高血糖、高まるがんリスク

「糖尿病でなくても血糖値が高い人は、がんで死亡する確率が高まることが、九州大学グループの研究でわかった。調査は、福岡県久山町に住む男女約２４００人を対象に行われた。１９８８年に、40～79歳でがんでない人を選び、空腹時と食後2時間の血糖値の検査結果により、４グループに分けた。２００7年までの19年間に２２９人が、がんで死亡した。空腹時血糖が１００（単位はミリグラム／デシリットル）未満の人が、がんで死亡する危険度を1とした場合、糖尿病が強く疑われる１２６以上では２・1倍、糖尿病ではないが高め（１１０～１２５）では、１・９倍高かった」〈読売新聞２０１1年8月4日〉。

・インスリンの過剰分泌で大腸がんリスクが３・２倍に

インスリンの血中濃度が高いと、男性は大腸がんにかかるリスクが最大３・２倍に高まることが厚生労働省研究班の調査（２００7年3月1日）で明らかになっています。

・糖尿病歴のある男性は発がんリスクが三割増

肝癌2・24倍、膵癌1・85倍と特に高い、女性は胃癌などで高リスク（厚生労働省研究班による多目的コホート研究の結果）

・動物実験では因果関係は明らか

がんのマウスを三つのグループに分けて、それぞれ血糖値が高い、中程度、低いになるように、３種類のえさを与えて70日後の死亡率を調べた。血糖値が高かったグループは24

匹中16匹、普通グループは、24匹中8匹、そして、低いグループは20匹中1匹が死亡した。血糖値が高かったグループの死亡率は67％で血糖値が低かったグループの死亡率の5％に比べて、13倍も高かった（Glycemic modulation of tumor tolerance in a mouse model of breast cancer. Biochemical & Biophysical Research Communications 1985）。

血糖値を上げない生活習慣が大切～キーワードはＩＧＦ-1

このように、ほんの一部の疫学調査だけを見てもわかるように、がんと血糖値の間には深い関係があることがわかります。なぜ糖尿病の人はがんにかかりやすいのか。糖尿病とがんの発生原因は共通の部分があります。

「糖尿病になる過程では、インスリンの働きが悪くなり、それを補うために盛んにインスリンを分泌させ、高インスリン血症やインスリン様成長因子（ＩＧＦ）が増加し、これが肝臓やすい臓の腫瘍細胞を刺激してがん化を促すのではないかとみられます」（『がんの予防』津金昌一郎国立がん研究センターがん予防研究部長）。

砂糖を多く含む食べ物やＧＩ値（血糖値の上昇率を示す指標）の高い食べ物を食べると、血糖値が急速に高まるので、このブドウ糖を吸収させるためにインスリンが分泌されます。

と同時に細胞増殖、成長促進などの働きをするＩＧＦ‐１が分泌されます。大量のインスリンとＩＧＦが分泌されると、直接がん細胞の成長が促進されることになります。・ＩＧＦ‐１は特に乳がん、前立腺がん、大腸がん、肺がん、すい臓がんの成長と血管新生、転移を促進します（Insulin-like growth factors and cancer. Lancet Oncology. 2002)。・さらに、インスリンとＩＧＦ‐１はどちらも炎症性因子を刺激する作用があり、がんの成長を促進します。

《セルフケアプログラム》

まず、肥満やメタボ、運動不足や座ってばかりいる生活、睡眠不足、ストレス、大食など血糖値やインスリンのアンバランスを招きやすい生活習慣を改めます。そして規則的な身体活動をする、適正な体重を保つように努めます。

控える食べ物

がんが成長しにくい環境にするために、血糖値が急上昇するグリセミック指数（ＧＩ値）の高い食べ物を控えます。

GI値の高い食べ物		GI値の低い食べ物	
ブドウ糖	100	玄米ご飯	50
白いパン	95	グリーンピース（生）	50
マッシュポテト	90	生フルーツジュース	40
蜂蜜	90	ライ麦パン	40
ポップコーン	85	うずら豆	40
餅	80	全粒粉パン	35
砂糖	75	インゲン豆	30
フランスパン	70	レンズ豆	30
ビスケット	70	全粒粉スパゲッティ	30

The American Journal of Clinical Nutrition

①精製された炭水化物・穀類（白米、白パン、うどん、白パスタ）、白砂糖、砂糖を多く含む食品（ケーキ、アイスクリーム、チョコレート、フライドポテト、クッキー）。

②甘い飲み物、ソフトドリンク、加工缶ジュース、缶コーヒー、缶コーラ、蜂蜜。清涼飲料水には、果糖ブドウ糖液糖（異性化糖）がたくさん含まれています。

③オメガ6、肉類、乳製品を避けて、オメガ3を多く摂る。

積極的に摂る食べ物

①未精製穀類（ホールグレイン）、GI値の低い食べ物（食物繊維が多く、精白されていない玄米や全粒粉のパン、豆類、野菜など）

を摂る。

食物繊維を多く含む食べ物は、血糖値を下げます。がんを克服するために白米をホールフードに変えたほうが良い理由の一つです。

②血糖値を下げる働きのある食べ物を選ぶ～ネギ属の野菜（タマネギ、ニンニク、ニラ）、ニガウリ、シナモン。

(2)炎症を抑えてがんの成長を阻止する

慢性炎症ががんを促進させる

がんをコントロールするには体内で燃えている〝火事〟を消火できるかにかかっています。火事とは慢性炎症です。慢性炎症は、がんを悪化させるプロモーターです。

炎症を抑えることは、がんを抑えることにつながります。炎症を抑える薬がアスピリンなどの非ステロイド系抗炎症薬です。疫学調査で、アスピリンを常用している人は、大腸がんになりにくいことが知られています。

慢性大腸炎が大腸がん、慢性肝炎から肝がん、子宮頚の炎症（ウイルスによる）が頚がん、アスベスト吸入による肺がんなどは、長期間にわたる炎症反応ががん化に関与すると考えられています。

ところで炎症は「炎症性エイコサノイド」と「抗炎症性エイコサノイド」の間のバランスによりアクセルとブレーキのようにコントロールされています。「炎症性エイコサノイド」はアラキドン酸（AA）からつくられ、これに対抗する「抗炎症性エイコサノイド」はジホモガンマリノレン酸（DGLA）からつくられます。EPA（エイコサペンタエン酸）からつくられるエイコサノイドも抗炎症性の作用があります（163頁の図参照）。

EPAの重要な役割は、AAとDGLAのバランスの調整で、これらからつくられる炎症性と抗炎症性のエイコサノイドのバランスの調整をします。

AAはDGLAから生まれますが、これの産生をコントロールしているのが、デルタ5脱水素酵素（Δ5D）です。この酵素の働きは、インスリンのレベルとEPAのレベルに大きな影響を受けます。インスリンはΔ5Dを活性化し、DGLAをAAに転換してAAを増産します。

一方、EPAはこの酵素の働きを抑制し、AAのレベルを下げるので、DGLAが増え、AAが減ることで抗炎症性エイコサノイドと炎症性エイコサノイドのバランスがうまくとれることになります。

・オメガ6系のＡＡから炎症性エイコサノイドであるプロスタグランジンＥ2とロイコトリエンがつくられる。
・ＤＧＬＡから抗炎症性エイコサノイドであるプロスタグランジンＥ1がつくられる。
・オメガ3系のＥＰＡから抗炎症性エイコサノイドであるプロスタグランジンＥ3がつくられる。

炎症性エイコサノイドの代表が、「プロスタグランジンＥ2（ＰＧＥ2）」と「ロイコトリエン（ＬＴ）」です。炎症をコントロールするには、この二つの物質の産生をうまく抑えなければなりません。

炎症性エイコサノイドは炎症増強、痛み増強、血管拡張、免疫力の抑制、血小板凝集促進、アレルギー症状増悪、細胞分裂促進の働きがあります。

抗炎症性エイコサノイドは抗炎症、痛みを減らす、血管収縮、免疫力の増強、血小板凝集抑制、アレルギー症状抑制、細胞分裂抑制の働きがあります。

炎症を促進するエイコサノイドと炎症を抑制するエイコサノイドのバランスが壊れると炎症の炎が燃え上がることになります。がん、狭心症、心筋梗塞、脳梗塞、高血圧、喘息、リウマチ、アルツハイマー、うつなど多くの慢性疾患が、炎症性エイコサノイドの過剰産

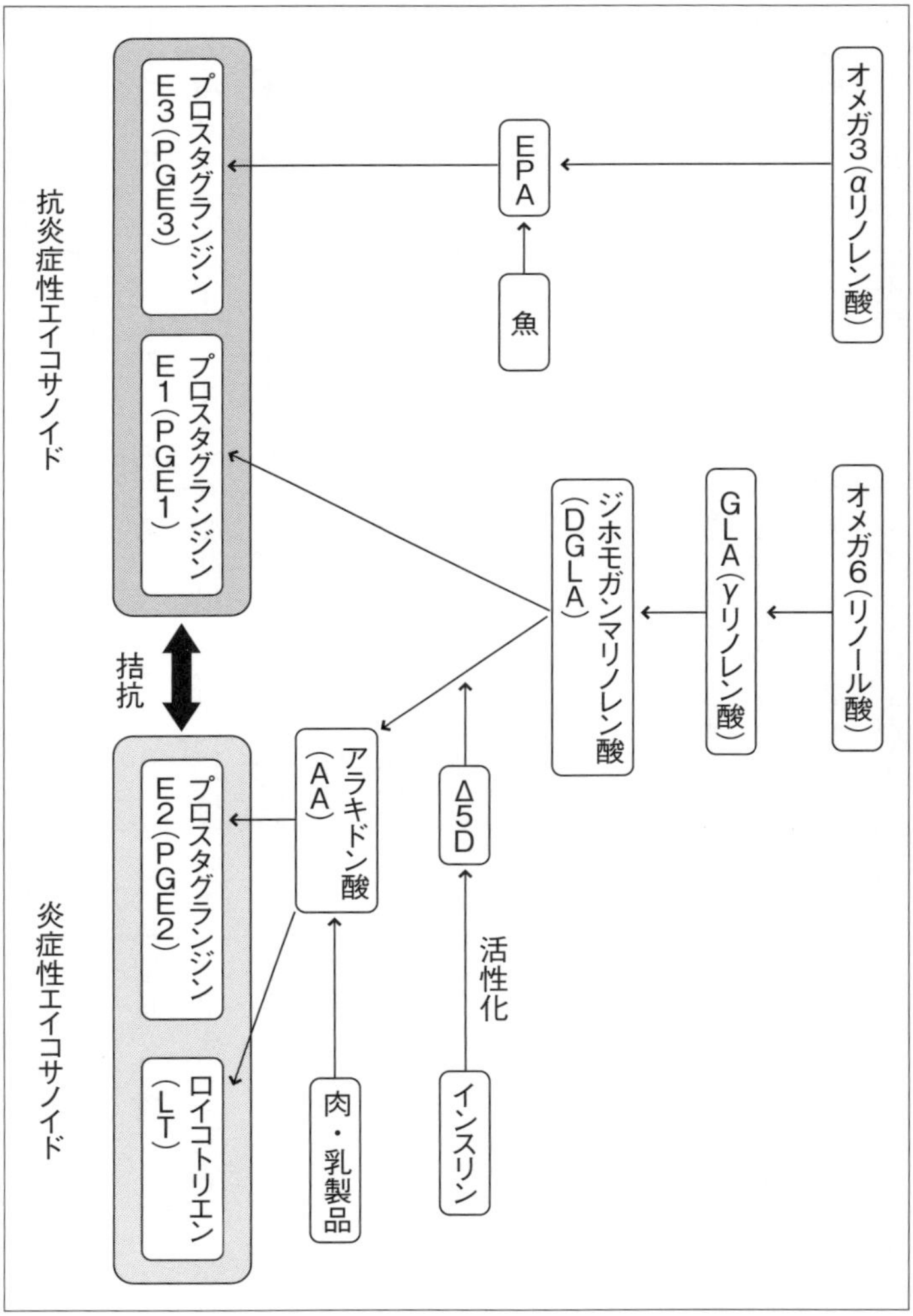

炎症性エイコサノイドと抗炎症性エイコサノイドの関係

生に深くかかわっていると考えられています。

このように、健康は炎症性エイコサノイドと抗炎症性エイコサノイドのバランスの上に成り立っています。しかし、現代人の食生活は、オメガ3の摂取量が非常に少なくオメガ6を摂りすぎています。オメガ6脂肪酸を過剰に摂取すると、アラキドン酸値が上がり、アラキドン酸が炎症性エイコサノイドをつくり、慢性炎症を引き起こします。

がん患者においては、炎症性エイコサノイドが増えると、がん細胞増殖・血管新生・転移を促進させ、アポトーシスは抑制され、がんを悪化させます。

したがって、がんを克服するためには、アラキドン酸が過剰に生成されるのを防ぎ、炎症性エイコサノイドが減るような食事である抗炎症ダイエットを実践することが大切です。

このためには、インスリンのコントロールとＥＰＡを摂ることが重要です。インスリンはΔ５Ｄを活性化させ、ＡＡを増産させます。

インスリンはＧＩ値の高い食べ物によって過剰分泌されます。ＧＩ値の高い食べ物を摂取すると、インスリンが増加してΔ５Ｄを活性化し、アラキドン酸が増加します。これが、炎症性エイコサノイドの産生を高め、がんを悪化する方向に導くことになります。

一方、ＥＰＡは炎症性エイコサノイドを抑えがんを抑制する方向に働いてくれます（1

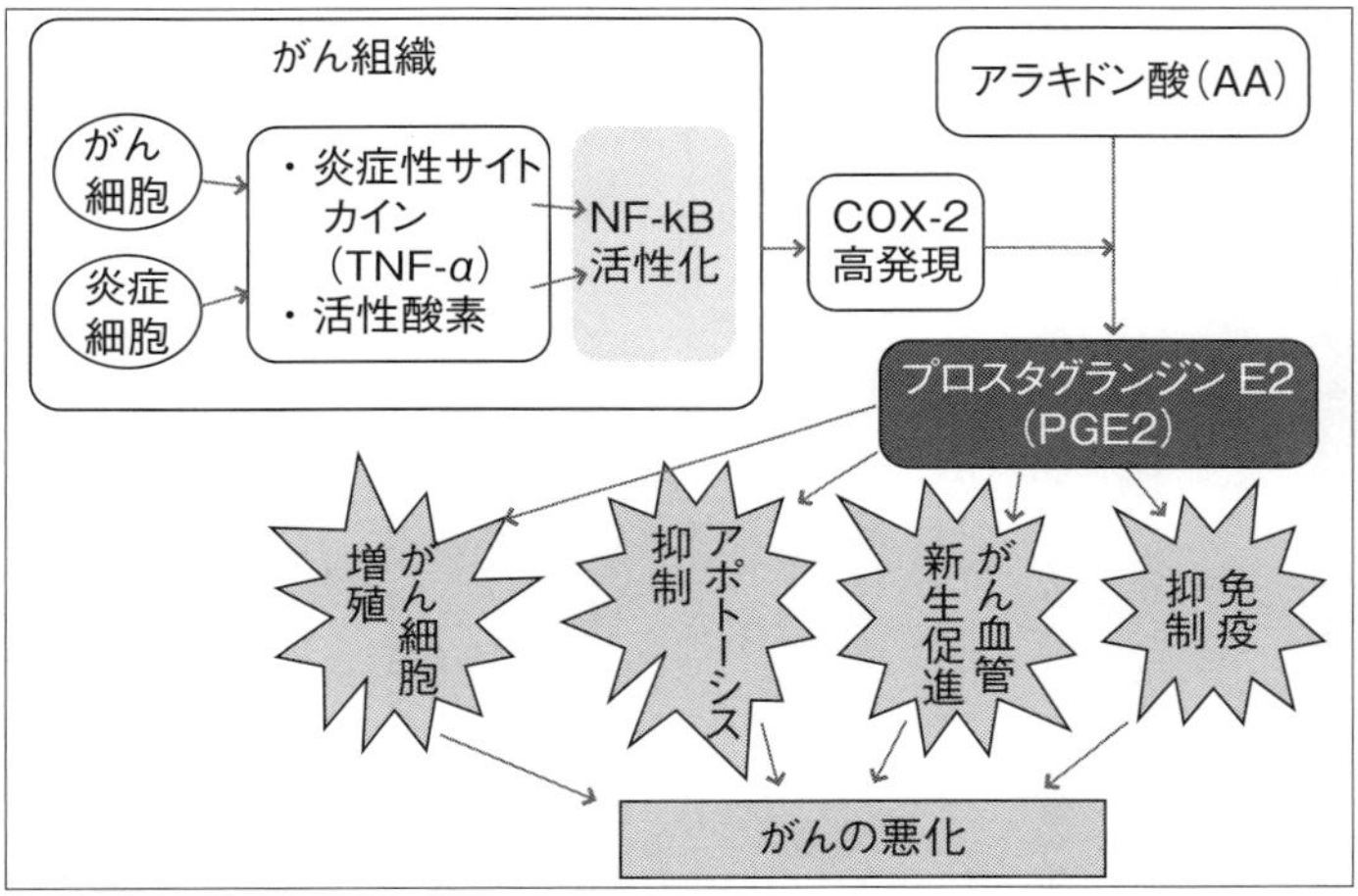

がんの悪化（福田一典『自分でできるがん再発予防法』より）

５９頁のＧＩ値参照）（『心臓病』・糖尿病・がんの原因は「慢性炎症」だった！』生田哲『実践ビタミンサバイバル』牧瀬忠廣）。

キーワードはＮＦ-ｋＢ

さて、ここで上図のアラキドン酸（ＡＡ）からプロスタグランジンＥ２（ＰＧＥ２）が合成される流れに注目します。ＰＧＥ２は、ＡＡから酵素シクロオキシゲナーゼ-２（ＣＯＸ-２）の働きによってつくられます。ところで、ＣＯＸ-２はＮＦ-ｋＢ（エヌエフカッパビー）の活性化によって誘導され高発現します。

ＮＦ-ｋＢ（Nuclear Factor-kB）は１９８６年にデービッド・ボルティモアによっ

て発見された転写因子の一つです。

転写因子NF‐kBは普段は不活性の状態で細胞質に存在しますが、活性酸素などにより刺激を受けて、核内に移行し、DNAと結合し目的遺伝子の転写活性化を行います。これがNF‐kBの活性化です。

NF‐kBは活性酸素（ROS）や炎症性サイトカイン（TNF‐α、インターロイキン1）により活性化されます。そして、NF‐kBが活性化されると、COX‐2、炎症性サイトカイン（TNF‐α、インターロイキン）、iNOS（誘導型一酸化窒素合成酵素）、MMPや接着分子（VCAM、ICAM）を誘導します。活性化されたNF‐kBは、炎症のスイッチをONにし、NF‐kBが抑制されると、炎症プロセスのスイッチがOFFになります。NF‐kBは炎症の「マスタースイッチ」のような働きをしています。

NF‐kBは炎症のある個所で活性化されています。特に種々のがんで高発現し、がん細胞内では炎症性サイトカインであるTNF‐αや活性酸素により恒常的に活性化されています。NF‐kBが活性化されるとCOX‐2が多く産生されます。そしてCOX‐2が多く産生されるとAAから炎症性エイコサノイドであるPGE2を産生させ、①アポトーシスを抑制する②血管新生因子（VEGF、PDGFなど）の産生を高め血管新生を促

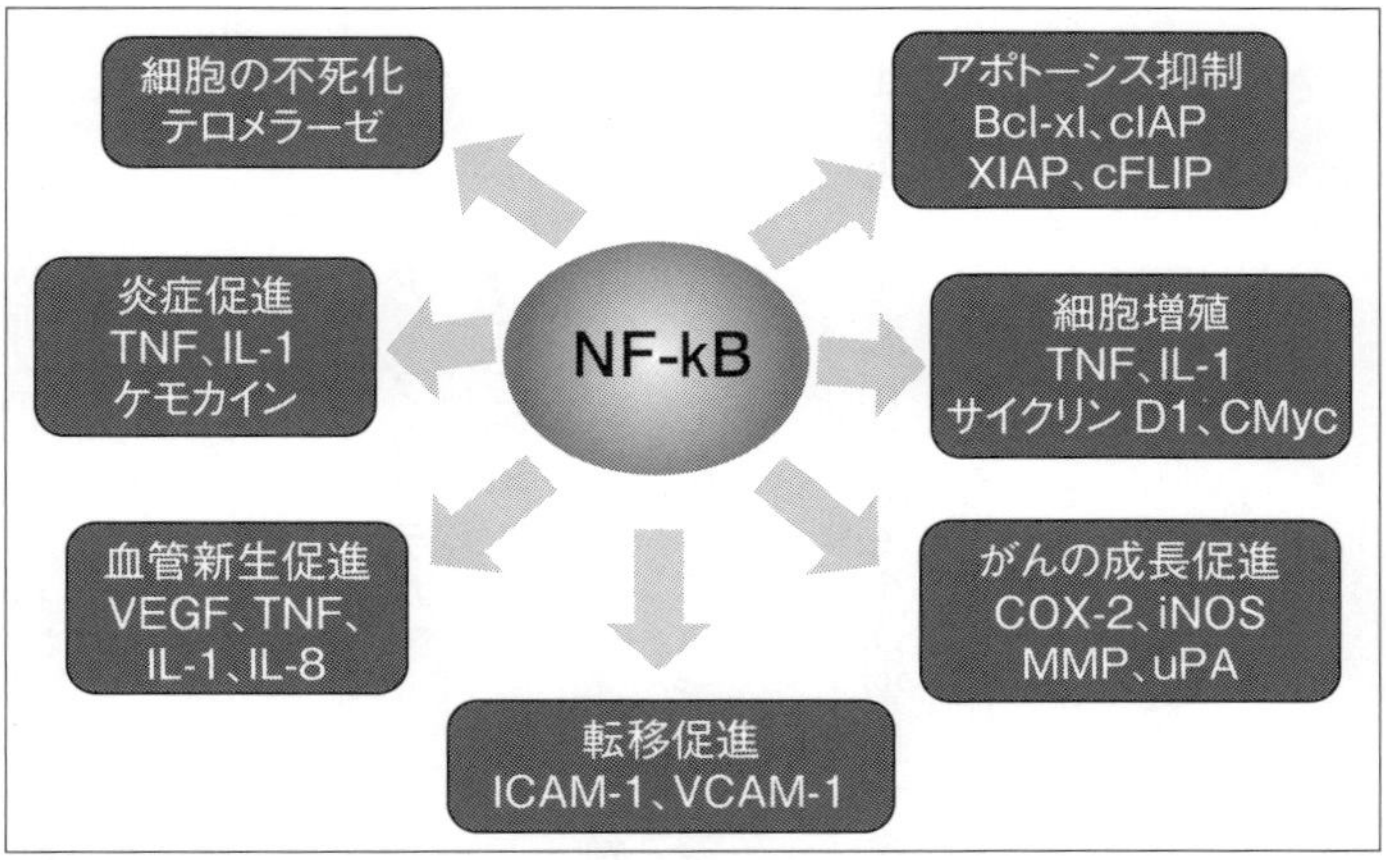

NF-kBはがんの悪化の多くの経路にかかわっている（「北海道大学病院第１外科腫瘍グループ」より）

進する③ＭＭＰ（マトリックスメタロプロテアーゼ）を活性化させ、細胞浸潤能を増大させる④細胞性ならびに液性免疫反応阻害⑤免疫監視機構阻害―などの働きにより、がん細胞増殖や転移を促進させ、がんを悪化させていくようになるのです（『がん予防食品』傳田阿由美）。

上図のようにＮＦ‐ｋＢは、がんが増殖・浸潤・転移・悪化していくすべての過程に関与しています。

したがって、ＮＦ‐ｋＢやＣＯＸ‐２の働きを阻害することができれば、炎症を抑える、血管新生を抑制できる、増殖を抑える、浸潤・転移を抑制する、アポトーシスの誘導（がんは不死細胞でなくなる）、がんの成長を抑制する等が期待されるわけで、それらの阻害薬の研究が進められています。
これがアスピリンなどの薬を使って炎症性エイコサノイドの生産を妨げ、がんの発生を抑えようという試みです(『自分でできる「がん再発予防法」』福田一典)。

《セルフケア・プログラム》
私たちが今ここでやろうとしていることは、副作用の心配のある薬を使ってではなく、NF-kBやCOX-2を阻害する働きのある食べ物を摂って、体内の炎症を抑えてがんの成長を抑えようという試みです。炎症をなくすことは、がんが育ちにくい環境にすることです。
まず炎症を悪化させる生活習慣である喫煙・飲酒・睡眠不足・激しい運動などをやめる。肥満・メタボにならないよう体重を管理します。大気汚染にも気をつけます。
・血液検査を受けたとき、検査項目の一つに炎症マーカーである「CRP(C反応タンパク)定量」があるので、この数値を見れば自分の炎症レベルがすぐわかります。

抗炎症ダイエット

食事を通して炎症をコントロールすることが最も重要です。炎症生理活性物質は細胞内におけるオメガ6とオメガ3とのアンバランスによって引き起こされます。この比率は、自分の食べるものによって決まりますから、オメガ6を減らして、オメガ3を増やす食事をすることが大切です。

オメガ3とオメガ6の摂取比率を1対1にもっていくのが理想的です。オメガ6にはアラキドン酸とリノール酸があり、これらが炎症を強めます。アラキドン酸を減らし、オメガ3を多く含む食物かEPAを増やすことで、炎症を引き起こすエイコサノイドであるプロスタグランジンE2とロイコトリエンをコントロールします。

避けるべき食べ物

・アラキドン酸を多く含む食べ物を減らす~牛肉・豚肉・皮付き鶏肉、牛乳、チーズ、卵の黄身。
・アラキドン酸の原料となるオメガ6（リノール酸）を多く含む植物油を減らす~コーン油、紅花油、サラダ油、大豆油、ひまわり種油など、その油を使った料理（フライドポテト、ドーナツ、フライドチキン、揚げ物、ファーストフード)。
・トランス脂肪酸(マーガリン、ショートニング、これらを多く含むケーキ、パン、ビスケット、菓子類)、加工食品(ファーストフード、クッキー、スナック菓子、フレンチフライ、ピーナツバターなど)を摂らない(122頁の図参照)。
・精製された糖質・炭水化物、GI値の高い食べ物を避ける……これらの食べ物は、インスリンを急増させて炎症を悪化させる。

抗炎症作用のある食べ物を選んで食べる~COX-2を阻害する

・オメガ3脂肪酸であるEPA(フィッシュオイル)または、EPA、DHAを多く含む魚(イワシ、サバ、サンマ、アジ、鮭)、オメガ3を含む食べ物(亜麻仁、クルミ、エゴマ)を摂る。EPA(オメガ3)はCOX-2から産生されるプロスタグランジンE2の合成を阻害するので、がん細胞の増殖抑制や血管新生阻害作用が期待できます。
・未精製穀物と食物繊維を多く含む食べ物(玄米や全粒粉パン、豆類、野菜、果物)は炎症を抑制します。
◎全粒穀物の摂取が多いほど炎症レベル(CRP)が低下します(The Journal of

Nutrition2010）。

抗炎症作用の強い野菜と果物

「がん細胞のなかでは転写因子ＮＦ‐ｋＢが恒常的に活性化している→ＣＯＸ‐２がプロスタグランジンＥ２合成を促進→がん細胞のアポトーシスが抑制され、がん増殖や転移を促進→がんが悪化する」という一連の流れがあります。ショウガやターメリックなどの抗炎症作用のある食べ物でこの流れを阻止しようというのが抗炎症ダイエットです。

・ショウガの乳がん予防～ショウガに含まれるジンゲロールがＣＯＸ‐２の活性を阻害し、ヒトの乳がん細胞においてコラーゲン分解酵素であるマトリックスメタロプロテアーゼ（MMP-2とMMP-9）の発現や活性を抑え、乳がんの浸潤や転移を防ぐ（[6]-Gingerol inhibits metastasis of MDA-MB-231 human breast cancer cells J Nutr Biochem. 2008）。

・ターメリック（ウコン）、バジル、ミント、オレガノ、ローズマリー、タイム、ナツメグ、唐辛子、ニンニク、ザクロにはＮＦ‐ｋＢ阻害作用があり、ＣＯＸ‐２の合成を阻害する強力な抗炎症作用がある。ハーブやスパイスには抗炎症作用を強めるものが多い。

ＮＦ‐ｋＢの活性化を抑えるためには

・ＮＦ‐ｋＢを活性化させている原因となっているのが活性酸素ですので、活性酸素の働きを抑えるために抗酸化物質（アンチオキシダント）を摂ります。強い抗酸化作用があるフラボノイドとカロテノイドを含んだ野菜、果物を摂ります（抗酸化ダイエットを参照）。

ケルセチンやレスベラトロールなどのフラボノイドの豊富な野菜や果物

・野菜～ブロッコリー、キュウリ、タマネギ、パセリ、ホウレンソウ、サツマイモ、トマト、ズッキーニ、アーティチョーク

・果物～リンゴ、アンズ、ストロベリー、さくらんぼ、プルーン、赤ブドウ、ブルーベリーなどのベリー類

・タマネギやリンゴに多く含まれるケルセチンは炎症物質であるＴＮＦ‐αとインターロイキン8を減らす。アピゲニン、ルテオリン、ケルセチン、レスベラトロールなどのポリフェノール類にも、同じような作用があることが知られています。

サリチル酸塩を含む食べ物

抗炎症薬アスピリンに含まれるサリチル酸塩を含む食べ物が自然界にあります。天然のアスピリンでありサリチル酸塩を含む食べ物は、ターメリック（ウコン）、トマト、ウインターグリーンです。ほかに、リンゴ、ナツメ、ブルーベリー、ラズベリー、さくらんぼ、パプリカ、プルーンなどがあります。

抗炎症物質としての抗酸化物質……ビタミンC、ビタミンE、コエンザイムQ10、クルクミン、EGCG（緑茶のカテキン）、ニンニク

(3) 血管新生を阻止してがんの増殖を抑える

がんがもつ最も強力な武器が「血管新生」能力です。がんには、もともと血管は備わっていませんが、血管がないと酸素や栄養が不足するので、増殖するために自らを養う血管をつくろうとします。

細胞が酸素不足になると、がん細胞自らが血管内皮細胞増殖因子（VEGF）というタンパク質を分泌して、血管内皮細胞に働きかけて新しい血管をつくらせるのです。

がん組織では活性酸素などによって、NF-kBが活性化され、その結果、COX-2の発現量が増え、COX-2により産生されるPGE2が、がんの血管の新生を誘導しま

す。血管新生と炎症は、がんの成長において密接につながっています。

がんの血管新生（angiogenesis）理論を確立したジュダー・フォークマン博士は、がん組織が１～２㎣以上の大きさになるには、腫瘍に栄養と酸素を供給するための血管新生が必要であることを明らかにしました。

これは血管新生を抑制できればがんの兵糧攻めができ、制がんにつながる可能性を示した画期的な発見でした。がんは血管ができなければ転移することはありませんが、いったん血管ができるとどんどん大きくなり、転移を起こすようになります。

そこで、血管新生を抑えて再発や転移を防ぐ血管新生阻害剤の研究がすすめられています。すでに分子標的薬としてアバスチン（ベバシズマブ）が認可されています。これは、血管内皮細胞増殖因子（ＶＥＧＦ）の働きを阻害してがんを兵糧攻めにしようというものです（『自分でできる「がん再発予防法」福田一典』）。

《セルフケア・プログラム》

一方、最近では、食品成分のなかにも血管新生を抑制する作用をもつファイトケミカルが見つかり、多くの食べ物が抗血管新生作用をもつことがわかってきました。

食べ物に含まれる抗血管新生作用をもつファイトケミカルによってがんの「血管新生」メカニズムに働きかけて、がんの成長や転移を食い止めようというのです。

血管新生を抑制する効果の期待できる食べ物が次々と発見されています。科学者がアバスチンをつくり上げる前から、すでに神が人間のために自然界の食べ物のなかに血管新生を抑える働きのあるファイトケミカルを用意してくれていたのです。

血管新生抑制効果の期待できる食べ物

米国の血管新生財団（The Angiogenesis Foundation）は、血管新生抑制効果の期待できる食べ物として以下のようなものをあげています。

炎症を促進する転写因子ＮＦ‐ｋＢやシクロオキシゲナーゼ‐２（ＣＯＸ‐２）の働きを阻害して、炎症によって誘導される血管新生を抑えます。

・**緑茶**～エピガロカテキンガレートが、血管新生を抑制する。

緑茶に含まれるカテキンの一種であるエピガロカテキンガレート（ＥＧＣＧ）には、強い抗酸化作用やがん細胞の自殺（アポトーシス）誘導作用などがあります。

突然変異抑制、発がんイニシエーション抑制、発がんプロモーション抑制、腫瘍細胞増殖抑制などの抗腫瘍効果をはじめ、いろいろな作用を示すことが報告されています。

このような働きに加えて、血管新生抑制作用もあることがわかってきました。ＥＧＣＧは最も強力にＶＥＧＦを阻止します。日本人にとってこれほど身近にある理想的な抗がん飲料はないでしょう。

◎スウェーデンのカロリンスカ研究所のイーハイ・ツァオ（Cao）博士らは、マウスの実験で、緑茶の成分であるＥＧＣＧが血管新生を抑制することを明らかにしています（Nature.1999Y.Cao）。

・**ショウガ（生姜）**に含まれるジンゲロールやショウガオールはＣＯＸ‐２の活性を阻害してプロスタグランジンＥ２の産生を抑えます。

プロスタグランジンＥ２は炎症を引き起こし血管新生を促進する作用があるので、ショウガは炎症に伴う血管新生を抑制する効果があります。

ジンゲロールはＶＥＧＦを抑制します。コラーゲン分解酵素であるマトリクスメタロプロテアーゼ（ＭＭＰ）の発現や活性を抑え、がんの浸潤や転移を防ぎます。

・**大豆**〜イソフラボン（ゲニステイン、ダイゼイン）がＶＥＧＦを阻止する。そしてがん細胞の血管新生を抑え、がん細胞の増殖を抑制します。

・**ターメリック**に含まれるクルクミン～ＥＧＦＲ（上皮成長因子受容体）を阻止する。

・**パセリ、シソ、セロリ**に含まれるルテオリンとアピゲニンがＶＥＧＦを阻止する。

（Luteolin inhibits vascular endothelial growth factor-induced angiogenesis; inhibition of endothelial cell survival and proliferation by targeting phosphatidylinositol 3'-kinase activity. Cancer Res. 2004）

（Apigenin inhibits tumor angiogenesis through decreasing HIF-1alpha and VEGF expression. Carcinogenesis. 2007）

・**ブラックチョコレート、ココア**には抗炎症と抗血管新生作用がある。

・**アブラナ科**の野菜（ブロッコリー、キャベツ、白菜、ケールなど）に含まれるフェニチルイソチオシアネート（ＰＥＩＴＣ）ががんの成長に必要な血管新生を阻害する。

・**赤ブドウの皮**に含まれるレスベラトロール

・**ピーナッツ**と**ピスタチオ**（赤ブドウの皮に含まれるレスベラトロールが含まれている）

・**ヘーゼルナッツ**と**ピーカン**に多く含まれるプロアントシアニジン

・**アボカド**に含まれるルテイン

・**赤唐辛子**に含まれるカプサイシン

・ベリー類（ストロベリー、ブルーベリー）～ＶＥＧＦを阻止する。
これらのほかに、同財団は以下のような食品をあげています。

ニンニク・タマネギ・カボチャ・ナス・クルミ・トマト・マイタケ・パイナップル・ザクロ・さくらんぼ・柑橘類（オレンジ、グレープフルーツ、レモン）・高麗人参

ほかに、以下の食品も抗血管新生作用が確かめられています。
・ビタミンＣやＥ、カロテノイドやフラボノイドなどの抗酸化作用をもった成分は、フリーラジカルを消去して細胞の酸化ストレスを軽減するので、ＮＦ‐ｋＢの活性化を抑制して、血管新生を抑える効果が期待できます。
・ＥＰＡ／ＤＨＡなどのオメガ３多価不飽和脂肪酸
ＣＯＸ‐２によるプロスタグランジンＥ２の合成を阻害するので、がん細胞の増殖抑制や血管新生阻害作用が期待できます。
・ノビレチンに血管新生抑制作用がある（日本での研究）。
国政和宏東京理科大学教授らのグループは、フラボノイドであるノビレチンに血管新生抑制作用があることを発表しています（２０１０年）。ノビレチンは沖縄の柑橘類であるシークワサーなどに含まれています。

(4) アポトーシスを誘導してがんを退縮させる

がん細胞の最大の特徴は、不死性にあります。がんは正常細胞にプログラムされているアポトーシス（自殺）というシステムが働かなくなって、無限に増殖し続ける細胞です。私たちががんに対して恐怖感を抱くのはこのためです。

もともと放射線治療も抗がん剤治療もアポトーシスを引き起こす治療法ですが、がんに耐性ができると効果がなくなってきます。もし、アポトーシスを誘導できるような治療法が見つかれば、それこそ夢の治療法でしょう。

がん細胞をアポトーシスさせる温熱療法

第3章において、温熱治療はミトコンドリアを復活させることにより、アポトーシスを誘導する治療法であることについて触れました。

アポトーシスの刺激が加わるとミトコンドリアから細胞質内に細胞死を誘導する因子、チトクロムCが放出されます。これが、カスパーゼというアポトーシスの実行部隊となるタンパク質分解酵素を活性化し、アポトーシスの引き金を引きます。ミトコンドリアでつくられる酵素チトクロムCがなければアポトーシスはできません。

しかし、がん細胞はミトコンドリアに異常があるためアポトーシスが働かない細胞になり、どんどん増殖してゆくことになります。そこで、温熱刺激を加えると、温熱刺激によりHSP（熱ショックタンパク）が細胞内に増え、萎縮した、もしくは傷ついたミトコンドリアが復活します。これにより細胞内呼吸が高まり、ミトコンドリアも正常に戻れば、がん細胞も正常細胞に戻りうるのです。これが、温熱療法や温泉療法の効果と考えられています（第7章HSP参照）。

温熱療法のほかにミトコンドリアを活性化する方法として適度の運動、腹八分の食事、丹田呼吸法、サプリメントのコエンザイムQ10があります。

《セルフケア・プログラム》

幸いにも、身近にある食べ物にアポトーシスを誘導できるファイトケミカルが含まれることがわかってきました。

ファイトケミカルのなかでも特にフラボノイドのアポトーシス誘導（がん細胞増殖抑制）メカニズムが、試験管実験の結果ですが、細胞周期レベルで明らかになっています（『が

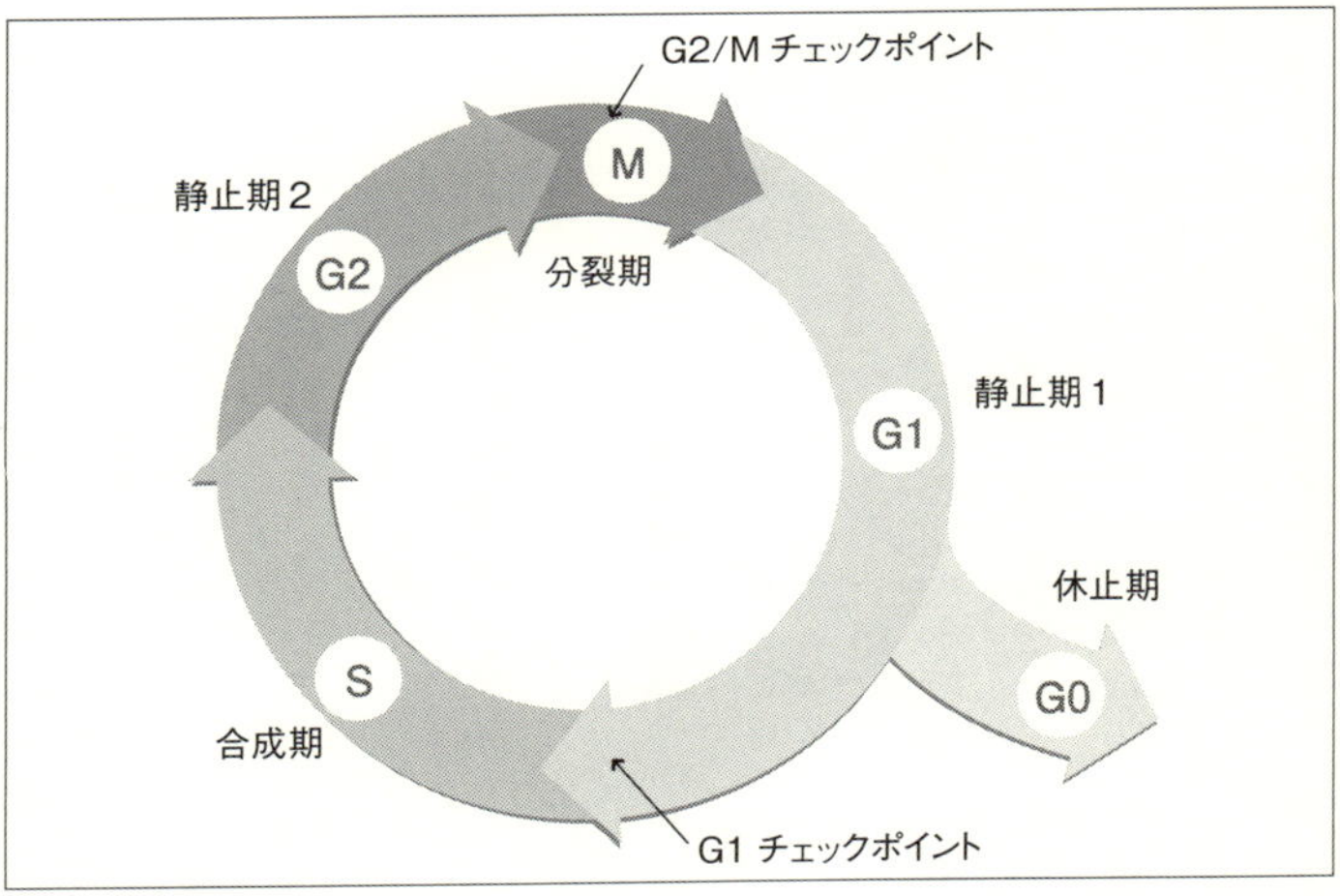

細胞周期（Cell Cycle）

ん予防食品』下位香代子）。

すべてのがんの本質的な特徴は「細胞周期異常」です。細胞はG1（静止期1）とG1の横道であるG0、細胞分裂に必要な量のDNAを合成・複製するS期（合成期）、G2（静止期2）、二つの娘細胞に分裂するM期（分裂期）という細胞周期を経て分裂と静止を繰り返しています。細胞周期の進行は二つのチェックポイントで監視されています。

様々な要因ががんの進展に関与しますが、それらの影響は最終的には細胞周期機構に反映されます。細胞周期では、発がんにおいてはP53経路あるいはRB経路、悪性化においては「チェックポイント」異常が重要です。P53は細胞増殖抑制やアポトーシスを誘導する機能をもつ重要な「がん抑制遺伝子」です。

ＲＢ遺伝子はＧ１チェックポイントで細胞周期を停止させるがん抑制遺伝子です。がん細胞はＧ１チェックポイントにおける細胞周期停止を解除されているため、細胞周期が無限に回転する細胞になってしまっているのです。

アポトーシスを誘導する食品

・緑茶
静岡県立大学食品栄養科学部の伊勢村護教授は、緑茶成分のカテキンの一種であるエピガロカテキンガレート（ＥＧＣＧ）が、ヒトリンパ腫細胞のアポトーシスを誘導することを明らかにしました。

三重大学医療技術短期大学部樋廻《ひばさみ》博重教授は、２０００年9月、培養した人の胃がん細胞に緑茶から抽出したＥＧＣＧを添加、細胞核のＤＮＡフラグメンテーション（断片化）を引き起こし、プログラム細胞死（アポトーシス）させることに成功しました。
・ターメリックに含まれるクルクミンや大豆に含まれるゲニステイン、柑橘類のシークワーサーに含まれるタンゲレチンもアポトーシスを促進します。

・ブロッコリーやケールなどのアブラナ科の野菜に多く含まれるインドール3カルビノール（I3C）は乳がんや前立腺がんをはじめ、多くのがん細胞の増殖を抑え、アポトーシスを促進します（Effects of food factors on signal transduction pathways. Biofactors 2000）。

・シソ科（シソ、青シソ、バジル、ミント、オレガノ、タイム、ローズマリー、セージ）にはテルペン類のジテルペンが含まれていて、これがかん細胞のアポトーシスを促します。

・アピゲニン、ルテオリン、ケルセチン～がん抑制遺伝子P53が蓄積し、G2／M期停止が起こり、アポトーシスが誘導された（B.Plaumann Oncogene 96）。

・ケルセチン、ルテオリン、ダイゼン～細胞周期G1後期で可逆的に停止させた（ヒト胃がん細胞）（Y.Matsukawa Cancer Res. 93）。

・ケルセチン～ヒト大腸がん細胞、白血病細胞に対してG1後期停止作用を示した。

・アピゲニン、ゲニステイン～G2／M期で停止させ、細胞を分化した（F.Sato Biochem.Biophys.Res.Comm.1994）。

・アピゲニン

（Apigenin induced apoptosis through p53-dependent pathway in human cervical cancer cells.Life Sci. 2005)

・レスベラトロール～がん抑制遺伝子P53を活性化して、アポトーシス誘導。レスベラトロールは赤ブドウの果皮などに含まれる。

・ケルセチン、ゲニステイン……大腸がん、前立腺がん細胞にアポトーシスを誘導した(S-M.Kuo Cancer Lett. 996 E.Kyle Mol. Pharmacol.97)。

アピゲニンはセロリ、パセリ、ピーマン、トマトソースなどに含まれる。

ルテオリンはシソ、春菊、ピーマン、セロリ、パセリ、ブロッコリー、ニンジン、キャベツ、オリーブオイルなどに多く含まれる。

ケルセチンはタマネギ、ソバ、リンゴ、お茶、ブドウ、ブロッコリー、モロヘイヤ、ラズベリー、クランベリー、葉菜類、柑橘類などに多く含まれる。

(5)酸化ストレスを緩和してがんの進行を遅らせる

がんとの闘いにもう一つの武器—アンチオキシダント(抗酸化物質)を加える

活性酸素が多く発生する環境は、がんを育てる環境となります。活性酸素はDNAを傷つけ、発がんの最大の要因の一つと考えられています。通常、一つの細胞は1日1万回の活性酸素の攻撃を受けていると推定されています。活性酸素種（ROS）の種類はスーパーオキシド、過酸化水素、ヒドロキシルラジカル、一重項酸素があります。

活性酸素は発がん段階のイニシエーションだけでなく、がんの増殖や転移など、プロモーションやプログレッションの段階にも関与していることが明らかになっています。

したがって、がんの予防だけでなく、進行・転移を遅らせ再発を防ぐためにも、活性酸素対策は非常に重要です。

活性酸素が発生しやすい生活習慣になっていたり、抗酸化物質を摂取しない食生活になっていると、「酸化ストレス」が優位になり、がんが進行しやすくなったり、がんになりやすくなります。酸化ストレスに対処するには二つの選択があります。

一つは、活性酸素（オキシダント）の発生を減らすこと、もう一つは活性酸素を捕捉し消去してくれるアンチオキシダントの摂取量を増やすことです。

《セルフケア・プログラム》

人体にはもともと活性酸素から生体を守るために、活性酸素の発生を未然に防ぐ抗酸化システムが備わっています。体内で発生する活性酸素を無毒化する酵素がグルタチオンペルオキシターゼやスーパーオキシドジスムターゼ（SOD）などです。

ミネラルのセレン（セレニウム）はグルタチオンペルオキシターゼの主要成分になっているので、セレンの摂取量が不足するとこの酵素が十分につくられないことになります。セレンの摂取量が少ない地域はがん発生率が高いことが知られています。

セレンを豊富に含む食べ物には、ゴマ、玄米や豆類、ニンニク、ブロッコリーなどがあります。これらを十分に摂って活性酸素の消去に働く酵素が機能してくれるようにすることががん予防につながります。

この機能が弱まらないように毎日の生活で、活性酸素が発生しやすい生活習慣を減らすように心がけることが大切です。

活性酸素が発生しやすい生活習慣を改める

①食べすぎ（過剰なカロリー摂取）をしない②過剰な飲酒をしない～アルコールは肝臓の抗酸化システムを弱らせ、酸化ストレスを強める③禁煙する～たった1回の吐き出すタバコの煙のなかに、千億個以上の活性酸素が含まれている④精神的ストレスを減らす⑤長期にわたる定期的な適度の運動は、抗酸化力を強めてくれる⑥放射線に曝《さら》されないように

する⑦医薬や農薬が体内に入らないようにする⑧脂肪の摂取量を減らす～脂肪は酸化をもたらす一番の食べ物です。脂肪の摂取量が増えるほど、細胞、細胞膜やＤＮＡに酸化障害をもたらします。

がんの食事療法は「抗酸化ダイエット」

がんを予防したりがんの進行を抑えるためには、活性酸素が大量にできる酸化ストレスを軽減し、抗酸化機能をもつ食品（野菜と果物）を積極的に摂って、活性酸素を消去することが大切です。がんの食事療法は、アンチオキシダントを積極的に摂って酸化ストレスを減らすための「抗酸化ダイエット」でもあります。

活性酸素を捕捉して安定化させる抗酸化ビタミンとして、ビタミンＣとビタミンＥが知られていますが、抗酸化作用の強いファイトケミカルとしては、カロテノイド、フラボノイド、アントシアニン、カテキンがあります。

酸化ストレスを抑えるには、これらの抗酸化ビタミンや抗酸化ファイトケミカルを含む食品を満遍なく摂取し、体内で不足をきたさないようにすることが必要です。

フラボノイドは、イニシエーションとプロモーションの両過程で生じる活性酸素の生成を抑制・消去してがんの進行を抑えます。
①ビタミンCを豊富に含む野菜と果物・柑橘類
②ビタミンEを豊富に含む食べ物~ゴマ、大豆、アーモンド、クルミ、ピーカンなどのナッツ類。
③カラフルな野菜を多種類摂る
抗酸化作用のあるファイトケミカルであるフラボノイドやカロテノイドを多く含む野菜と果物を多種類摂ります。抗酸化ファイトケミカルを大量に手軽に摂るにはジュースや野菜スープが便利です。ポリフェノール類は「ポリフェノール抗酸化軍団」と呼ばれています。

主なフラボノイドとカロテノイドを含む野菜や果物
β-カロテン・ルテイン・ゼアキサンチンを含む緑黄色野菜（トマト、ニンジン、スイカ、ホウレンソウ、ブロッコリー、キャベツ、ケール、カボチャ、ピーマン、セロリ、パセリ、シソ、春菊)。

アントシアニン~ブドウ、ブルーベリー、プルーン、紫キャベツ、ナス、黒大豆、黒豆、黒ゴマ、紫イモ、小豆、紫タマネギ、赤シソ、赤米。

アピゲニン~セロリ、パセリ、ピーマン。

ケルセチン～タマネギ、ソバ、リンゴ、ブロッコリー、葉菜類。
ヘスペリジンとβ‐クリプトキサンチン～温州ミカン、はっさく。
リグナン～ゴマ、亜麻仁。
エラグ酸～イチゴ。
④抗酸化力の強いアスタキサンチンを含む赤い魚介類（鮭、イクラ、蟹、エビ、金目鯛）。
⑤抗酸化作用のある飲み物～緑茶（カテキン）、ブラックチョコレート（アントシアニジン）。
⑥抗酸化作用の強いハーブ類やスパイス～オレガノは特に抗酸化力が強い。ニンニク、ショウガ、ウコン（クルクミン）、ローズマリー、パプリカ。
⑦抗酸化スープ（野菜スープ）（213頁参照）。
⑧セレンや亜鉛を含む食べ物～ゴマ、ニンニク、玄米。
⑨抗酸化ビタミンサプリメント「ビタミンC」の大量摂取（第7章260頁参照）。
ビタミンCやE、カロテノイドやフラボノイドなどの抗酸化物質は、血管新生を抑える効果も期待できます（本章「炎症」の項160頁参照）。

(6)免疫細胞を活性化してがんと闘う力を強める

BRM(生体応答調節剤)療法としての食事療法

BRM（Biological Response Modifier）は、1980年代になって新しくつくられた言葉で、米国立がん研究所は、BRMを「腫瘍細胞に対する宿主（患者）の生物学的応答を修飾することによって、治療効果をもたらす物質または方法」と定義しています。

「BRM療法は患者さんの免疫系をはじめとして、体全体の働きを調節することにより、治療効果を得ようとする治療です。つまり、がんを治そうとする患者さん自身のもつ力を応援し、手助けし、強めるものです」（国立がん研究センター）。

BRMはBCG、OK‐432（ピシバニール）、ビタミンA、高麗人参エキス、クレスチン（PSK）、丸山ワクチンなどのいわゆる免疫賦活《ふかつ》剤です。

これらを使って免疫全体の力を上げていこうとする治療法をBRM療法（免疫賦活療法）といいます。私は入院中に、BCGやピシバニールで好中球、NK細胞、マクロファージなどを活性化させるBRM療法を受けました。

樹状細胞などを使った「免疫細胞治療」が第4の治療法として期待が高まっていますが、

ここで取り上げるのはお金をかけないで家庭でできる方法で免疫力を高めようという方法です。食事は直接免疫機能に大きな影響を与えるＢＲＭ療法そのものといえるでしょう。

体内では、ミクロの戦士たち（ＮＫ細胞などの白血球）が一瞬も休むことなく、最前線でがんの成長や転移を阻止しようと闘っています。にもかかわらず、がん細胞はそのような「免疫監視機構」をくぐりぬけて生き延びてきた手ごわい相手です。そもそも免疫力が低下してがんになったのですから、この力関係を逆転させるのはそう簡単にできることではないでしょう。それでも白血球を元気づけるために応援し続けなければなりません。

もちろん人間の免疫は免疫細胞やサイトカインだけで決まるのではなく、自律神経、ホルモン、体温などが複雑に関与して決まります。特に免疫と自律神経の関係は密接です。第７章では自律神経を調整して免疫能を上げる様々な方法を紹介しています。

《セルフケア・プログラム》

免疫力を低下させる生活習慣を改める

免疫力を高めるには、まず免疫力を低下させる生活習慣を改めることから始めます。

①タバコ②飲酒③睡眠不足や睡眠障害④運動不足～規則的運動で免疫をあげる⑤精神的

ストレス～ストレスが免疫力を低下させる。リラクセーションや笑い療法などを活用する
⑥やせすぎ⑦免疫を低下させる食べ物～この章の初めに説明した「避けるべき食べ物のリスト」119頁参照。

以上のような生活習慣は、活性酸素を過剰に発生させたり、慢性炎症を引き起こし免疫力を弱め、がんと闘う力を弱くします。

Th1とTh2のバランスの乱れを整える

免疫を担当しているのはリンパ球、マクロファージ、好中球などの白血球です。リンパ球には、T細胞と抗体（免疫グロブリン）を産生するB細胞があります。T細胞はキラー（細胞傷害性）T細胞とヘルパーT細胞があります。がん細胞を殺傷する能力をもっているのがキラーT細胞です。ヘルパーT細胞はキラーT細胞やB細胞に指示を送る司令塔です。

ヘルパーT細胞はB細胞やT細胞の増殖、働きを調節する種々のサイトカイン（タンパク質）を産生して、液性免疫と細胞性免疫のバランスを調節しており、そのサイトカインの産生パターンから、Th1細胞とTh2細胞に分けられます。

Th1細胞は、サイトカインであるインターロイキン2（IL-2）、インターフェロ

顆粒球	好中球（細菌・カビなどを貪食・殺菌）
	好酸球（寄生虫感染、アレルギー・炎症に関係する）
	好塩基球（ヒスタミン含有、アレルギー・炎症に関係する）
単球	マクロファージ（組織内を移動し、異物を貪食）
	樹状細胞（T細胞に抗原情報を伝達し活性化させる「抗原提示」能力を持つ）
リンパ球	T細胞（ウイルス感染細胞やがん細胞を殺すキラーT細胞（CTL）、B細胞やキラーT細胞などを助けるヘルパーT細胞、免疫を抑制する制御性T細胞などがある。アルファ・ベータT細胞とガンマ・デルタT細胞がある）
	B細胞（抗原特異的な抗体を分泌する）
	NK細胞（体内を監視し、ウイルス感染やがん細胞を攻撃する）
	NKT細胞（NK細胞とT細胞両方の性質を持つ）

白血球の種類（『免疫細胞治療Ⅱ』安元公正ほか）

ン‐γ（ＩＦＮ‐γ）などを産生しキラーＴ細胞やＮＫ細胞などを活性化させ、細胞性免疫を活性化させます。Ｔｈ１はがん攻撃の司令塔です。

Ｔｈ２細胞はＩＬ‐３、ＩＬ‐４、ＩＬ‐５、ＩＬ‐６、ＩＬ‐10等を産生し、Ｂ細胞を活性化させ、Ｉ型アレルギーを引き起こす抗体の産生を促進させ、液性免疫を活性化させます。

免疫細胞のなかで、ヘルパーＴ細胞であるＴｈ１とＴｈ２のバランスの異常が、アレルギー性疾患、自己免疫疾患やがんなどの病気の発生に密接に関連していることが最近の研究で明らかになりました。

Ｔｈ１／Ｔｈ２細胞のバランスにより、免

疫機能が調節されています。Ｔｈ２が優位になるとＴｈ１が抑制され、Ｔｈ１が優位になるとＴｈ２が抑制されます。

このバランスが崩れてＴｈ１が抑制されるとキラーＴ細胞へ指令が不十分となり、キラーＴ細胞の働きが悪くなってがん細胞への攻撃力が低下し、がんの発生や増殖につながります。

Ｔｈ２優位にならないように、Ｔｈ１／Ｔｈ２のバランスがとれるような食事をすることが重要です（『自分でできるがん再発予防法』福田一典）。

がん免疫ドックでは、ＮＫ細胞活性、Ｔｈ１、Ｔｈ２、とその比率（Ｔｈ１／Ｔｈ２）、また、がんの抑制に重要な免疫生理活性物質（サイトカイン）であるＩＬ12、ＩＮＦ‐γ、腫瘍壊死因子を測定し、免疫バランスが崩れていないかを具体的に数値で調べます。

闘病のそれぞれの段階において、自分の免疫力がどれくらい落ちているのか、それとも強いのかを血液検査で調べ、客観的な数値として知っておくことは非常に重要です。

食事で免疫力を高めるには

・オメガ６（リノール酸）やアラキドン酸の摂取量が多いと、ＰＧＥ２の産生が過剰に行われ、Ｔｈ１細胞による細胞性免疫が低下します。炎症を起こすオメガ６脂肪酸の摂取を減らし、炎症をおさえるオメガ３脂肪酸（魚油、鮭、サンマ、イワシ、サバ）、亜麻仁やクルミの摂取を増やし、Ｔｈ１／Ｔｈ２細胞バランスを整えます。

・全粒穀物、豆類、魚、ニンニク、それにカロテノイドの豊富な野菜や果物を多く摂取することによりＴｈ１／Ｔｈ２のバランスを整える。

・乳製品を摂らない～乳製品に含まれるタンパク質であるカゼインはＴｈ１を弱め、Ｔｈ２優位に傾かせる。

・脂肪を控える～高脂肪食はＮＫ細胞の働きを弱くする。

・赤身の肉を避ける～鉄分が活性酸素を発生させ、免疫力を低下させる。

・砂糖の過剰摂取をやめる。

免疫力を高めるために積極的に摂りたい食べ物

1. きのこ類～免疫細胞を活性化する。
2. 海藻類～免疫細胞を活性化する。
3. 抗酸化食品（緑茶、ココア、リンゴ、バナナ、トマトなど）を摂る～体内で抗酸化物質が減少するとＴｈ２細胞が優位になる。抗酸化物質を摂ってＴｈ２優位をＴｈ１優位の状態に改善する（本章「抗酸化ダイエット」１８７頁参照）。

4．ＮＫ細胞を活性化する食品成分とそれを多く含む主な食品～ケルセチン（タマネギ）、ゲニステイン（大豆）、ＥＧＣＧ（緑茶）、クルクミン（ターメリック）、アスタキサンチン（鮭、エビ）、βカロテン（緑黄色野菜）、カプサイシン（唐辛子）、レスベラトロール（ブドウ）。

5．ビタミンＣのサプリメントによりＮＫ細胞が活性化される（Immune-enhancing role of vitamin C and zinc and effect on clinical conditions. Ann Nutr Metab. 2006）。

6．納豆、キムチなどの発酵食品や食物繊維の多いホールグレイン（玄米）や海藻、野菜を摂る～腸は伸ばすと７メートルになり、広げるとテニスコートの広さになる。そこに免疫細胞の６割が集まり体を守っています。

このように腸は最大の免疫器官であり、善玉菌が増えるように腸内環境を整えることが重要です。腸の腐敗を招く食べ物を食べないようにしましょう。

	種類	好中球(%)[-1]	ED50(m/マウス)[-2]
野菜	ニンニク	62	0.02
	シソ	87	0.02
	タマネギ	81	0.07
	ショウガ	44	0.08
	キャベツ	74	0.09
	ナガネギ	76	0.15
	ホウレンソウ	92	0.2
	ニンジン	69	0.2
	パセリ	59	0.3
	ナス	54	0.3
	ピーマン	69	0.3
	キュウリ	53	0.6
	ダイコン	47	0.6
	カブ	42	1.4
果物	リンゴ	67	0.2
	キウイ	49	0.4
	パイナップル	38	1.4
	レモン	32	1.8
	イチゴ	23	>5
	ナツミカン	22	>5
	カキ	20	>5
	ミカン	20	>5
生理食塩水		3	—
BRM[-3](レンチナン)		78	0.2(mg/マウス)

-1 抽出液0.4m/を摂取後、マウス腹腔細胞中の好中球の割合を調べた
-2 好中球が腹腔細胞の50%を占めるために必要な抽出液の量
-3 免疫増強剤

白血球の数を増やした野菜と果物

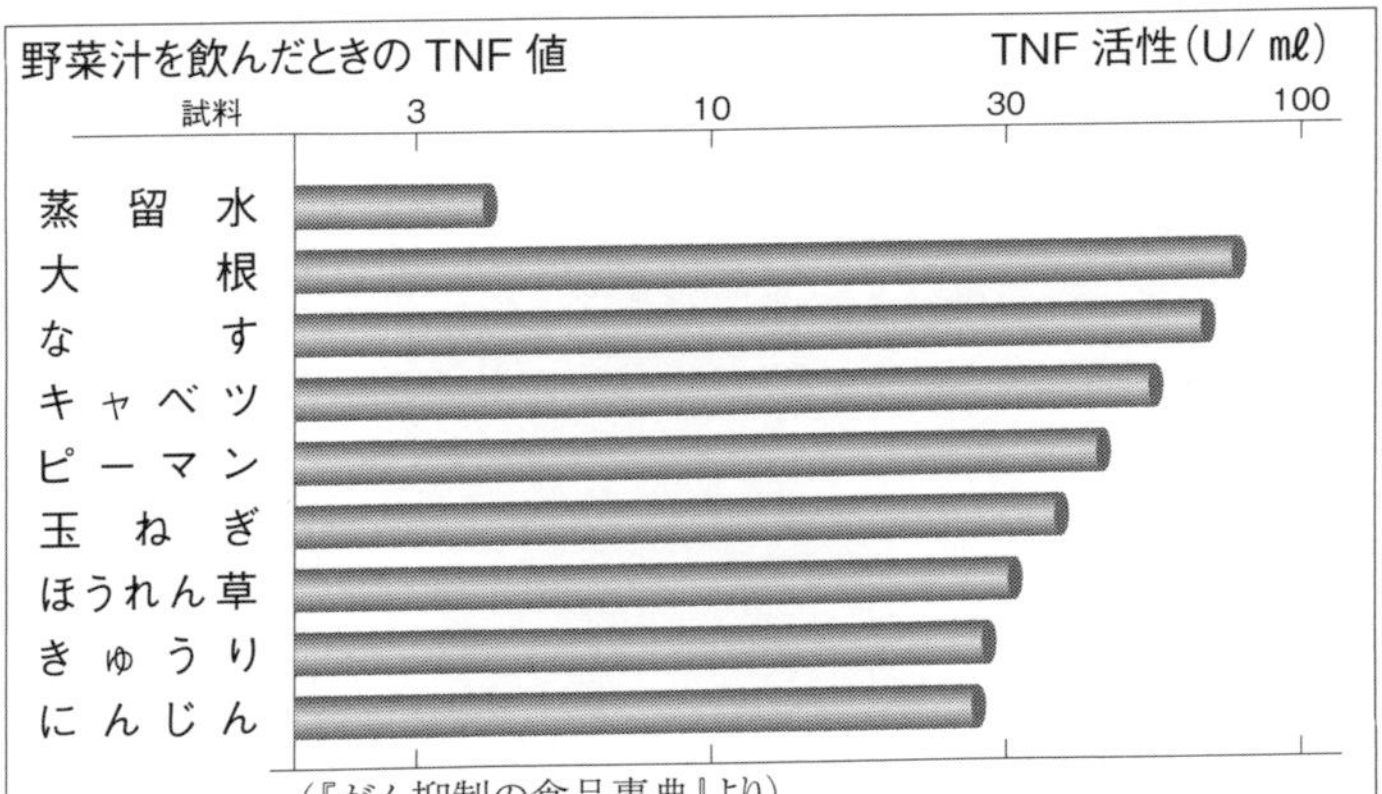

(『がん抑制の食品事典』より)

大根、なす、キャベツの汁では白血球の活性が10倍に

野菜と果物を摂るほど免疫力は強まる

山崎正利帝京大学薬学部教授は、どのような野菜や果物が白血球（好中球）の数を増やしたり活性化して、免疫機能を強化する働きがあるかを明らかにしています（『長生きしたければファイトケミカルを摂りなさい』）。白血球の数を増やす野菜と果物（前頁の上図）

・果物〜リンゴ、キウイ、パイナップル、レモン、イチゴ、夏ミカン、柿

・野菜〜ニンニク、シソ、タマネギ、ショウガ、キャベツ、長ネギ

白血球を活性化する野菜（前頁の下図）は、野菜ジュースをマウスに飲ませたときマクロファージがつくるＴＮＦの量（活性化）を調べた結果です。

ＴＮＦ（腫瘍壊死因子）はがん細胞を死滅させる物質で、白血球からつくられます。ＴＮＦを多くつくる白血球は、がん細胞を死滅させる働きも強いということになります。ジュースをマウスに飲ませる方法と静脈注射する実験で調べた結果です。白血球を活性化する働きが強い野菜と果物は以下の通りです。

・野菜〜大根、なす、キャベツ、ピーマン、タマネギ、ホウレンソウ、キュウリ

・果物〜バナナ、パイナップル、キウイ、ブドウ、スイカ

野菜や果物には白血球を活性化させる作用があることがわかります。免疫細胞である白

血球が元気であれば、がんと闘う力も強くなります。

野菜や果物には白血球を活性化させるファイトケミカルが含まれていて、野菜や果物を多く摂取するほどがんにかかりにくくなります。

第7章で取り上げた運動療法、温熱療法、呼吸法、温灸、温冷浴、森林浴、イメージ療法、生きがい療法や笑い療法はすべて免疫力を上げることを目指す療法です。

(7)血液の粘着性を防いで転移を防ぐ

がん患者は、血小板の凝集性や粘着性が高まり、粘度が高くなりやすいのです。この粘着性は、血栓をつくりやすいだけでなく、がんの転移やがんの増殖にかかわっています。腫瘍は血小板を活性化させ、活性化された血小板は、腫瘍をもっと悪性化させていきます。活性化された血小板は血管新生を促進する作用をもつ増殖因子であるVEGF(血管内皮細胞増殖因子)などの増殖因子を産生し、これらの増殖因子は、がんの増殖と血管新生、そして転移を促進します。このように、ねばねばした血液はがんの転移や悪性化に関係しています。血液の過粘稠《ねんちゅう》と過凝固状態を東洋医学では「瘀血《おけつ》」といっています。

◎血液の粘度(フィブリンのレベル)が最も高いグループの死亡率は、最も粘度が低いグループに比べて4倍高かった（Coagulation markers predict survival in cancer patients. Thromb Haemost. 2002)。

血液の粘度が高い状態は、がんを成長させる環境（土壌）の一つです。血液の粘着性を減らすことは、がんの勢力拡大を抑えることになります。血液がねばねばにならないようにすることは、がんを「封じ込める」上で重要なことです。それは、食事と運動によってできます。

《セルフケアプログラム》

血栓ができやすい生活習慣である喫煙をやめ、運動不足にならないようにして食事の内容に気をつけましょう。

①定期的な身体活動を増やす　特に、ベッドで横になっている期間が長い人や最近手術した人は、エコノミークラス症候群のような血栓ができるリスクが高いので、ベッドの上でできるエクササイズは欠かすことができません。

②飽和脂肪酸とオメガ6を避ける　オメガ6は、血小板凝集促進作用があるトロンボキサンA2（TXA2）をつくり、血栓をつくりやすくなる。コレステロールの多い牛乳製品、

肉、バター、卵黄、マーガリン、ショートニング、ラードなどを減らしましょう。

③乳製品（牛乳、クリーム、チーズ、アイスクリーム）を減らす　血中の脂質を増やし、血液の粘着性を高めてしまう。

④高タンパク食を避ける　フィブリノーゲンのレベルを上げるので凝集性が亢進《こうしん》する。

血小板の凝集を減らしてくれる食べ物～抗炎症ダイエット

・血栓ができないように働くオメガ３（ＥＰＡ）を摂る。オメガ３は魚、フィッシュオイル（魚油）、亜麻仁、クルミ、カボチャの種に含まれている。

野菜や果物には、血液をさらさらにするファイトケミカル（アントシアニン、イソフラボン、カテキン、クマリンなどのフラボノイド）が含まれています。

・ペクチン（リンゴ）

・柑橘類、パイナップル、赤ブドウ、ザクロ、ザクロジュース

・トマト、トマトジュース、ニンジン、セロリ、パセリ、タマネギ

・ショウガ、ターメリック

多くの野菜や果物を摂るプラントベースでホールフードの食事をしていれば粘着性の問

題は起こりにくくなります。

※ただし、血液サラサラ剤（抗凝固薬）を医師から指示されている人は避けなければならない食品があります。

「ワルファリン服薬時の禁止食品〜納豆・クロレラ・青汁・モロヘイヤは禁止です（納豆・クロレラ・青汁・モロヘイヤには大量のビタミンKが含まれている）・緑黄色野菜は特に制限しなくてもよいが、一時的に大量に摂取することは避ける・大量の飲酒」（国立循環器病研究センター）

(8) 第Ⅱ相解毒《げどく》酵素の誘導を促進して発がん物質を解毒する

私たちは毎日、体外から食事や呼吸を通して種々の有害な化学物質や発がん性物質を体内に取り込んでいます。発がん因子（イニシエーター）は喫煙・飲酒・運動不足と食事で70%を占めているといわれています（ハーバード大学1996年発表、315頁の図参照）。他に、大気環境汚染（2%）、医薬品・医療行為（1%）、食品添加物・汚染物質（1%）など数多くの発がん物質が存在します。

食物由来の発がん性物質として代表的なものに、ピーナツなどにできるカビ毒であるアフラトキシン、魚肉の加熱によりできるヘテロサイクリックアミン、亜硝酸との食品成分間反応によりできるニトロソアミンがあります。取り込まれた発がん性物質が細胞内の遺伝子に異常を起こし、突然変異のがん細胞が生まれてきます。

したがってがん予防はなによりもまず発がん因子を体のなかに入れないことです。これが「イニシエーター対策」によるがん予防です。しかし、体に有害な物質が入ってくるのは避けられないので、入って来たときには、「解毒」という仕組みで体を守ります。

解毒の仕組み

体内に入ってきた発がん物質は、体内（細胞内）にある第Ⅰ相解毒酵素と第Ⅱ相解毒酵素の2段階の働きを経て解毒されます。

第Ⅰ相では主にチトクロムｐ450による酸化反応が、また第Ⅱ相では第Ⅰ相において生成された酸化産物に対する抱合および還元反応が行われ、最終的に異物は解毒されて体外に排泄されます。第Ⅱ相解毒酵素にはグルタチオン・Ｓ・トランスフェラーゼ（ＧＳＴ）やキノン還元酵素（ＱＲ）があります。

これらの酵素は、活性化されている発がん物質を不活性化する発がん予防酵素です。

アブラナ科野菜に強力な解毒酵素誘導作用

最近、食品のなかに、これらの発がん予防酵素である第Ⅱ相酵素を活性化するファイトケミカルが含まれていることがわかってきました。

米国ジョンズ・ホプキンス大学のポール・タラレー博士は１９９４年に、ブロッコリーに含まれる「スルフォラファン」が第Ⅱ相解毒酵素の誘導を促進し、発がん物質、薬剤、代謝産物を無毒化する働きがあることを発見しました。

ブロッコリーをはじめとするアブラナ科の仲間に第Ⅱ相解毒酵素の働きを強める野菜が多いことがわかってきて、アブラナ科の野菜ががん予防食品として大きく注目されるようになったのです。

森光康次郎お茶の水女子大学助教授は、タラレー教授と同じようにアブラナ科のワサビ、クレソン、二十日大根、大根、ブロッコリー、キャベツ、カブ、チンゲンサイやニンニク、タマネギが第Ⅱ相解毒酵素であるＧＳＴの働きを強めて発がんを抑制することを明らかにしています。アブラナ科の野菜には、ほかにケール、カリフラワー、芽キャベツ、白菜、小松菜などがあります。

スルフォラファンは元はグルコラファニンという形で貯えられており、それがブロッコリーを噛んで細胞が破られると、同じブロッコリーの別の細胞に貯えられているミロシナーゼという酵素と混ざり合うことによってスルフォラファンに転換されるのです。ですから、ブロッコリーは熱すると酵素ミロシナーゼが働かなくなり、スルフォラファンができないことになります。ブロッコリーは「生でよく噛んで」食べてこそ、効果を発揮できます。

・胃がんの予防～スルフォラファンには、胃がんの原因となるピロリ菌を殺す作用もありますので、ブロッコリーは胃がんの予防食品としても大きな期待がもてます。

・アブラナ科の野菜以外にフラボノイドを含む食品に解毒酵素誘導作用（がんの発がん過程を阻害する働き）があります。そしてがんが生まれるのを防止します。フラボノイドのなかの①ウコンに含まれるクルクミン、②大豆に含まれるゲニステイン、③緑茶に含まれるカテキンにその働きが知られています（『がん抑制の食品事典』）。

右にあげた野菜はいわゆるデトックス（解毒）作用のある食品です。ブロッコリーを食べると、数時間後には血管内を流れるスルフォラファンが、第Ⅱ相解毒酵素を活性化し、発がん物質や抗がん剤の毒を無毒化して体外に洗い流してくれるのです。

抗がん剤治療を受けている人は、第Ⅱ相解毒酵素を強める野菜をたくさん摂って抗がん剤の副作用から回復を早めましょう。

どのような組み合わせで食べればいいのか？——多種多様な変化に富んだものを食べる

がんは、成長するに当たり、多くの異なった経路を利用するので、いろいろ異なった方面から攻めていかなければなりません。一つのプロセスだけに働きかけてがんに対抗しようとしても効果は弱いのです。いくつもの穴があいたバケツから水がもれないようにするためには、一つの穴だけでなく、全部の穴を同時にふさがなければなりません。これと同じです。

がんに対する攻撃は、少ない種類のものばかり食べるのではなく、いろいろ異なった方面からがんに対して攻撃するため、多様な抗がん効果のあるファイトケミカルを含んだ多種類の食べ物を摂ることが必要です。次頁の図は、異なる食べ物を摂ることにより、足りないところを補い合うので同時に多くの抗がん作用を出すことができることを示しています。いつも少ない決まったものしか食べない食事では効果が出せません。

食物の組み合わせで相乗効果を出す

食事を準備するときに忘れてはならない大事な概念が「相乗効果」です。一つの食べ物を摂るときより、いくつかの異なった働きがある食べ物を同時に組み合わせて摂ったほうが、

食物＼ファイトケミカルの働き	抗血管新生	抗炎症	抗酸化ストレス	アポトーシス促進	解毒酵素誘導	免疫細胞活性	がん増殖抑制
緑茶	●	●	●	●			●
ターメリック	●	●	●	●		●	●
大豆	●		●	●		●	●
ブロッコリー・アブラナ科	●	●	●	●	●		●
柑橘類	●		●				●
ニンニク・タマネギ	●		●	●	●		●
オメガ3	●	●					●
海藻類						●	
きのこ類						●	
トマト	●	●	●	●		●	●
ブドウ・ベリー類	●	●	●	●		●	●
ブラックチョコレート	●	●	●			●	

ファイトケミカルを含んだ多種類の食べ物を組み合わせて摂る

より大きな相乗効果が生まれるという考えです。食物は、1日3回、毎日人体に働きかけるものです。そのため、がんの進行を促進したり、または抑制する生物学的機能に大きな影響を与えます。

抗がん効果のある食物は、穏やかですが、一度に様々なメカニズムに作用します。

複数の食物を組み合わせて摂取すれば、がんにかかわりのある多くのメカニズムに作用することができます。これが食物の相乗効果です。

日常的に摂取している抗がん効果のある食物を組み合わせれば、その相乗効果により、がんの進行を大幅に抑制することができます。

異なるファイトケミカルが、それぞれ異なったメカニズムを攻撃するので、多くの種類の食べ物を組み合わせて食べることにより相乗効果が出て、大きな効果が出ます。

たとえば、ターメリックは単独では吸収率が悪いですが、黒コショウと一緒に摂れば、吸収率が高まり、単独に摂るより効果が高まります（「Foods that fight Cancer」Richard Beliveau)。

相乗効果とは、1＋1が2ではなく、それが5にも10にもなるような大きな効果が出てくることです。ホールフードが重要なのも、ある食べ物のなかに存在するファイトケミカル、ミネラル、ビタミン、その他無数の未知の成分が相乗効果により多様な働きをするからです。

メトロノミック化学療法と休眠療法

抗がん剤の大量投与治療では、副作用によって途中で治療を休まなければなりません。

これに対して休薬期間を設けないで、メトロノームのように、長期間低用量を頻回投与することによって、腫瘍が増殖するのに必要な血管新生を抑制し、腫瘍細胞の増殖を防ごうというのがメトロノミック化学療法の考え方です。

メトロノミック化学療法は血管新生研究で有名な米国のフォークマン教授やロバート・カーベル教授（トロント大）によって始められました。

メトロノミック化学療法は日本では高橋豊国際医療福祉大学教授により「休眠療法」として提唱され、副作用のない化学療法として注目されています（『今あるがんを眠らせておく治療』高橋豊）（『使い方次第で抗がん剤は効く！』梅澤充）。

メトロノーム食事療法

分子標的治療は、がん細胞に特有あるいは過剰に発現している特定の分子を狙い撃ち（ターゲット）にして、その機能を抑える治療法です。一般に耳にする分子標的薬としては、乳がんの治療に使われているハーセプチン、肺がん治療に使われるイレッサ、大腸がん治療に使われるアバスチンなどがあります。

アバスチンが狙う標的分子はＶＥＧＦ（血管内皮細胞増殖因子）、イレッサはＥＧＦＲ（上皮成長因子受容体）、グリベックがＰＤＧＦ（血小板由来成長因子）、ハーセプチンがＨＥＲ２／ｎｅｕ（ヒト上皮成長因子受容体２）をそれぞれ標的にし、その働きを抑えてやれば、がん細胞の増殖や転移を制御できると考えられています。

このような分子標的薬のようにファイトケミカルにもがん細胞の特定の分子を狙い撃つものがあることがわかってきました。たとえば、クルクミンはVEGF、NF-kB、COX-2、EGFRなど、EGCG（緑茶）はNF-kB、COX-2、HER2/neu、アピゲニンはVEGF、ゲニステインはIGF-1などを標的にします。

メトロノーム食事療法は、このような、抗がん作用のあるファイトケミカルを音楽の拍子をとるメトロノームのように、毎日3度3度定期的に切れ目なく、食物を通して〝投与〟し、血管新生を抑制しながら、がんの増殖や成長をゆっくりですが、効果的に減らし、がんを休眠状態にすることを目指しています。

果物や野菜を食べることによって少量ですが、毎日血液中に吸収されるファイトケミカルががんを予防します。

私たちの体内に潜んでいる休眠中のがんは、たえず成長していく機会をうかがっています。そうさせないように微小がんに対して働きかけて大きくならないように努力を継続していかなければなりません。

この切れ目なく攻撃を続けるという考えが大事です。1週間のうち1日だけたくさん摂取して、残りの日はなにもしないようなやり方では効果は望めません。

糖尿病をインスリンで毎日コントロールするように、がんも慢性病の一つと考えて、毎日抗がん効果のある成分をもつ食べ物の助けを得てコントロールしようとするものです。これは、がんを継続して治療が必要な慢性病とみなす考え方です（『Foods that fight Cancer』Richard Béliveau　McClelland & Stewart Ltd. 2005）。

では、具体的にどのように組み合わせて食べれば良いのでしょうか。

①食卓を虹色に～がんと闘う野菜と果物を多く摂る

・野菜と果物のサラダ

野菜や果物を多く摂るのが第一に優先することです。どのような野菜や果物を摂ればいいのかについてはこの6章をすべて参照してください。

ファイトケミカルは「色素」ですから、鮮やかな色とりどりの野菜と果物のサラダで、食卓が虹色になるようにします。多種類のファイトケミカルを同時に多く摂るには、ジュースと野菜スープ、そしてスムージー（２１４頁参照）というかたちで摂るのが最適です。

・野菜・果物ジュース

野菜・果物ジュースは生命の水であり、Living Foodです。がん予防・闘病の切り札であり、「天然の抗がん剤」です。

・野菜と果物をジュースにすれば、ファイトケミカル、ビタミン・ミネラルを最も栄養密度の高いかたちで幅広く簡単に、しかも効率良くより吸収しやすいかたちでおいしく摂取できます。自宅でつくる手づくりの野菜と果物のジュースは必要なものがすべて含まれている理想的な食物です。

・一度にたくさん食べることのできない野菜のかさを減らせるので、がんの予防と闘病に役立つ栄養素をすばやく凝縮したかたちで多量に摂れます。

・果物・野菜はビタミン類、ミネラル類（カルシウム、鉄、マグネシウム、カリウム、セレン、亜鉛など）の宝庫ですから、ビタミン、ミネラルの不足を解消してくれます。ビタミンやミネラルが不足すると代謝を司る酵素が効率よく働けなくなります。

野菜と果物のジュースは健康で長生きするための基本中の基本です。

・ジュースをつくった後に出るニンジンの搾りかすは、「お焼き」にします。そば粉、ヤマイモ、ジャコや桜エビと混ぜて耳たぶくらいの固さにして、油を使わないで焼きます。

トマトケチャップか黒ゴマのペーストで食べます。

1日にどれくらい摂れば良いか

がんを克服するカギは、どれだけ多くの量の野菜と果物のジュースを飲むかにかかっています。ジュース療法の元祖であるマックス・ゲルソン博士は「どれくらいジュースを飲めばいいのか」という質問に対して、「できるだけジュースをたくさん飲むしかない。あきらめたら、それでおしまいだ。もっと、もっと、と思い続けることが必要である」と答えています。

健康な人が単に健康維持のために飲むのであれば1日にコップ1杯でいいかもしれませんが、現在がんがある人が「抗がん剤」として飲んでがんを追い出そうというのであれば、可能なかぎり多く摂るべきです。ジュース療法は見た目もおいしそうな色で、味も最高においしくつくるのが長続きするコツです。

・食物繊維を完全に分離しない低速回転の圧縮式ジューサーは必需品です。

・野菜スープ（抗酸化スープ）

ジュースにできない根菜類を主に使います。抗がん効果のある野菜を組み合わせるので相乗効果も大きいです。

材料：ごぼう、大根の葉と根、ニンジンの葉と根、干ししいたけ、昆布、蓮根、キャベツ（日光に当たった一番外側の葉）、タマネギ、カボチャ、ニンニクなどどんな野菜を加えても良いです。ブツ切りして素材をじっくり1時間煮込みます。味付けはしません。冷蔵庫で保管し、お茶代わりに飲みます。または、そのスープを使ってカレー味の吸い物やみそ汁に使います。

・スムージー

ミキサーでつくるスムージーにはバナナ、アボカド、イチゴ、キウイ、トマトなどが適しています。これらと豆乳でつくります。もちろん野菜と果物はなんでも使えます。私はこれに亜麻仁の粉末を加えます。

ジュース、スムージーと野菜スープの三つの方法を組み合わせれば、一度に多くの種類の野菜と果物を摂ることができます。消化・吸収にやさしいので、副作用で食欲がない人、特に消化器系（胃・腸・すい臓・肝臓）が弱っている人や高齢者には最適です。

②がんと闘う複合炭水化物(エネルギー源)

私は玄米に5種類の豆（大豆、小豆、黒豆、白豆、うずら豆）を混ぜます。両方を一緒に炊くことにより、玄米になくて豆にあるアミノ酸と、豆になくて玄米にあるアミノ酸が摂れるので、アミノ酸が全部そろって摂れるようになります。

白米を食べるときは、きび、大麦、アマランサス、キヌア、アワ、カラス麦、赤米、などを混ぜて炊きます。

ソバやジャガイモ、サツマイモ、サトイモ、などのイモ類も忘れずに摂り、食事に変化をつけます。

③がんと闘うタンパク質

タンパク源としては植物性タンパク質の大豆と大豆製品（納豆、豆腐、黄粉、豆乳）が中心になります。ほかに大豆以外の豆類として黒豆、白豆、うずら豆、エンドウ豆、インゲンなどを摂ります。

これに、アーモンド、クルミ、栗、ピーナツ、ピスタチオ、カシュウナッツ、ヒマワリの種、亜麻仁（フラックスシード）などのナッツ類や種子を加えます。イワシ、サバ、サンマ、アジ、鮭など魚。養殖魚は避けます。

タンパク質は質だけでなく、摂取量も大事です。がんの治療中の人は特にタンパク質を普段の生活のときより多く必要としています。体重1キログラムにつき1～2グラムのタンパク質が必要です。タンパク質は筋肉や白血球の原料であり、不足すると免疫力を弱めます。

特に体重が減ってきた人は要注意です。闘病中の人は免疫能が健全に働くために1日に60～100グラムのタンパク質を摂取する必要があるといわれています。

乳がん患者でも大豆食品を食べてOK――死亡・再発リスクが減少

大豆に含まれるイソフラボンが女性ホルモン・エストロゲン様の働きをするので、乳がん患者は大豆・大豆食品を摂取すると再発するのではないかと心配していました。この懸念を払拭してくれたのが、米医学誌Journal of the American Medical Association（2009年12月9日号）に掲載された論文です。中国の乳がん既往のある女性では、大豆食品の摂取量と死亡率および乳がん再発リスクとの間に逆の関連が認められ、大豆食品の摂取が多いほど、乳がん再発のリスクと死亡率が低下することが示されました（Xiao Ou Shu;

Soy Food Intake and Breast Cancer Survival. JAMA, 2009)。

乳がん患者やサバイバーは、大豆・大豆製品を食べても安全なだけでなく、逆に再発のリスクは低くなるということがはっきりしたのです。

(同様の研究：Soy food intake after diagnosis of breast cancer and survival: an in-depth analysis of combined evidence from cohort studies of US and Chinese women.(Am J Clin Nutr. 2012)／Soy food consumption and breast cancer prognosis.(Cancer Epidemiol Biomarkers Prev. 2011 May))

ただし学者は、現段階では大豆イソフラボンのようなサプリメント類を摂るのは避けるよう勧めています。

④がんと闘う脂肪(必須脂肪酸)

オメガ3の必須脂肪酸はイワシ、アジ、サンマ、サバ、鮭などの魚か、エゴマ、亜麻仁、クルミから摂ります。オメガ6はアボカドが最適です。

食事だけでは足りない

まだがんと診断されていない人が予防を目的にする食事ならば、「プラントベースでホールフードの食事」でいいかもしれませんが、現在すでにがんを抱えて闘病中の人にとっては、食事だけで必要なものを十分に摂ることはできません。

治療に伴いより多くのビタミン、ミネラル、アミノ酸などの栄養素やファイトケミカルを必要とするようになるからです。特に体重が減ってきた場合は重要です。たとえば、ビタミンCを食事で十分に摂るには少なすぎるように、足りないプロテインなどをもっと広い栄養学的な範囲からみて食事以外の方法で補う必要があります。

ただこの領域になるとがんの統合医療医の栄養学の専門的なアドバイスが必要です。

食事と抗がん剤の間に位置する漢方薬、高麗人参、薬草（ハーブ）や、ビタミン、ミネラル、アミノ酸、大豆プロテイン、消化酵素、ＥＰＡ（フィッシュオイル）などのいわゆる栄養補助食品（サプリメント）、青汁などの元の野菜を濃縮した食品などによる栄養強化療法も必要になってきます。

闘病中の人は、「玄米菜食」に安心するのではなく、食事だけでは治療に必要なものが十分に摂れていないことを忘れてはならないと思います。

7 私が実践した家庭でできる自然療法

(1)運動療法

運動している患者は回復が早い〜運動は治療です

「がん予防10カ条」で推奨しているように、運動は体重管理と正しい食事とともにがん予防には、絶対的に必要な条件です。

運動不足とがんの因果関係の根拠は「確実」というレベルです。そのため、運動はがん予防のためになすべきことのトップに位置付けられています。

では、すでにがんになっている人にとっては、運動は治療や再発、予後にどのような影響を与えるのでしょうか。

◎前立腺がんの人で、1週間に3時間運動した人は、1時間以下しかしなかった人に比べて、死亡リスクが61%減少した(Journal of Clinical Oncology, January 2011)。

◎運動がステージⅢ大腸がんの患者に与えるインパクトを調べた研究によると、運動が再発と死亡率のリスクを下げた(J Clin Oncol. 2006 Aug 1)。

◎乳がん患者で1週間に3〜5時間のゆっくりしたウオーキングをした人は、死亡率が50%減少した(JAMA. 2005 May 25)。

製薬会社がもしもこのウオーキングと同じような効果のある薬をつくれたなら、どれほど喜ぶことでしょうか。このような研究からもわかるように、運動はがん患者の治療結果に大きな影響を及ぼしています。

つまり、運動は治療の一環として、欠かすことはできないということです。患者は自分の体の状態に応じて、それぞれできる限りのエクササイズを工夫すべきです。

・エクササイズは、がんの成長を促進させるプロモーターであるエストロゲン、インスリン、ＩＧＦ‐１などのレベルを下げてくれます。その結果、乳がん、肺がん、前立腺がんなどのがんの成長を抑制してくれます。

・定期的に運動を続けると、エストロゲンの産生を抑えることができるので、乳がん、卵巣がん、子宮内膜がんにかかりにくくなります。

・エクササイズによりＮＫ細胞やマクロファージなどの免疫細胞が増え、がんと闘う力が強まります。

・がん患者の50％は睡眠トラブルを抱えているといわれています。運動は睡眠の質を高め、治療の効果を上げてくれます。

・運動は血液循環を良くし、血栓ができるのを防いでくれます。

運動はがんを育てる体内環境である酸化ストレス（活性酸素）、血液粘着性、炎症、高血糖値、ストレスなどすべてを改善してくれます。

運動をすることで、よく眠れるようになり、気分も明るくなり、疲労感が減り、重い症状を緩和してくれたり、治療の副作用を減らしてくれます。運動することは、「治療そのもの」であり、生き残りそのものにかかわっています。絶対に欠かすことができません。

毎日規則的に

運動はがん予防だけでなく、再発予防にも、そしてがんの治療のためにも毎日定期的に続けることが大切です。どのような人にも薦められるのがウオーキングです。1日に30分以上か、それに匹敵する運動を定期的に継続して行いましょう。

ウオーキング、気功、ヨガ、マッサージ、呼吸法、体操、踊りなど運動は体を動かして健康を増進するものであり、養生法の基本です。

肥満とがんの関係

肥満や過体重は多くのがんのリスク要因となっています。世界中の学者の研究論文から導き出された結論「がん予防10カ条」から明らかなように、肥満にならないことが、がんを予防する第1の条件です。米国では年間約10万5００人が肥満か過体重が原因でがんになると推定されています（ＡＩＣＲ発表２００９年）。

　がんの生存率は、肥満で低くなり、定期的な運動によって高くなります。肥満はがん患者の死亡率を高めます。体重を減らすために運動量を増やすと、まだ太りすぎでも生存率が高くなります。
◎肥満の乳がん患者の再発率は正常体重の患者より2～4倍高い（Weight, height and body mass index in the prognosis of breast cancer: early results of a prospective study. Int J Cancer. 1988）。
◎肥満の乳がん患者の死亡率は正常体重患者より2倍高い（6th Annual Conference on Frontiers in Cancer Prevention Research, December 7, 2007）。
◎エクササイズで生存率が高くなるのは、エクササイズがホルモンのレベルをコントロールするのに役立つからである。逆に肥満と運動不足はインスリン値を高める。乳がんと診断されたときのインスリン値が高い女性は、インスリン値が低い女性に比べて、2～3倍死亡リスクが高かった。ＢＭＩ値が高い人の転帰は良くない。しかし定期的なエクササイズを続けることによって、たとえまだ肥満の患者であっても生存率を良くすることができる（Physical activity intervention for cancer survivors: Br.J. Sports Med.2009）。

肥満の主な原因は運動不足と偏った食事です。肥満・運動不足・食事の三つは切り離すことができません。正しい食事、適正な体重の維持と定期的な運動を続けることは、がんの予防だけでなく、治療にも欠かすことができないことはもはや議論の余地がありません。

(2) リフレッシュ療法

自己免疫機能を高めるリフレッシュ療法～モグラたたきにならないために

だれでもがんの手術を受けたあと、再発するのではないかという不安をかかえています。〝再発というモグラ〟が頭を出すのを待っていて、出てきたら叩きましょうでは遅すぎます。再発を確認してもらうだけに行くような検診に行ってもなんの意味があるのでしょうか。モグラがどこの穴からも出てこないような対策を講じることが一番肝要なことです。がん予防10カ条の第10条は、「がんの再発を予防するにはがん予防法と同じことをすべきである」と提言しています。

がん再発予防はがん予防法とルールは同じなのです（第6章119頁参照）。これらのがん予防14カ条と10カ条に加えて取り組むのが、この第7章で取り上げている療法です。もちろんこれは患者が自分の責任で取り組むセルフケアプログラムです。

私が30年がんと付き合ってきて、これこそがん予防や再発予防の決め手だと確信しているのが、以下で紹介する「㋐全身温冷浴㋑遠赤サウナ㋒温熱療法」に食事療法と西式健康法による㋓理学療法と腸管の掃除を組み合わせて行うリフレッシュ療法です。

リフレッシュ療法はがん細胞が出す毒素や免疫阻害物質を取り除き、がんが発生する宿主の体内環境を変えて、宿主の免疫力、自然治癒力を改善して低下した免疫力を強化するのが目的です。

体の老廃物を排除し、自律神経のバランスを整え、体質改善します。全身病であるがんに対して全身療法として体系づけたのがリフレッシュ療法です。

再発を受け身で待つのではなく、再発させないように自分のほうから攻めていくのがリフレッシュ療法です（『癌・温熱療法の科学』フランク・T・小林）。

再発が心配な方や今がんと闘っている方は、この療法を自宅ですぐに取り組んでいただきたいと思います。再発してからあわてても間に合いません。モグラがどの穴からも出てこないようにするのです。

㋐・全身温冷浴

自律神経のアンバランスを改善させる

がんの患者さんには共通して自律神経のアンバランスがあります。それを良くするためにツボを含めた皮膚への刺激、マッサージ、遠赤マット、遠赤サウナ、温冷浴などで体表内臓反射を応用して自律神経の働きを高め、血液循環を改善するのがリフレッシュ療法です。

再発予防の切り札

手術を受けても見えないがんがどこかに残っている可能性は必ずあります。また「PET検査で微小がんが発見された」「腫瘍マーカー値が少し増えてきた」このようなときこそ、ただちに全身温冷浴と遠赤サウナ浴に取り組み、微小がんを追い出すのです。

私はそうやって再発を予防してきました。再発予防の切り札が、遠赤サウナ浴と全身温冷浴です。なぜそういえるのかというと、リフレッシュ療法を行うクリニックで、この療法で実際に良くなっていく患者さんたちを見てきたからです。

私自身の体験からもいえることは、全身温冷浴こそ家庭でできる最高のがん撃退療法です。なにもしないで心配しながら再発を待つ必要はないのです。

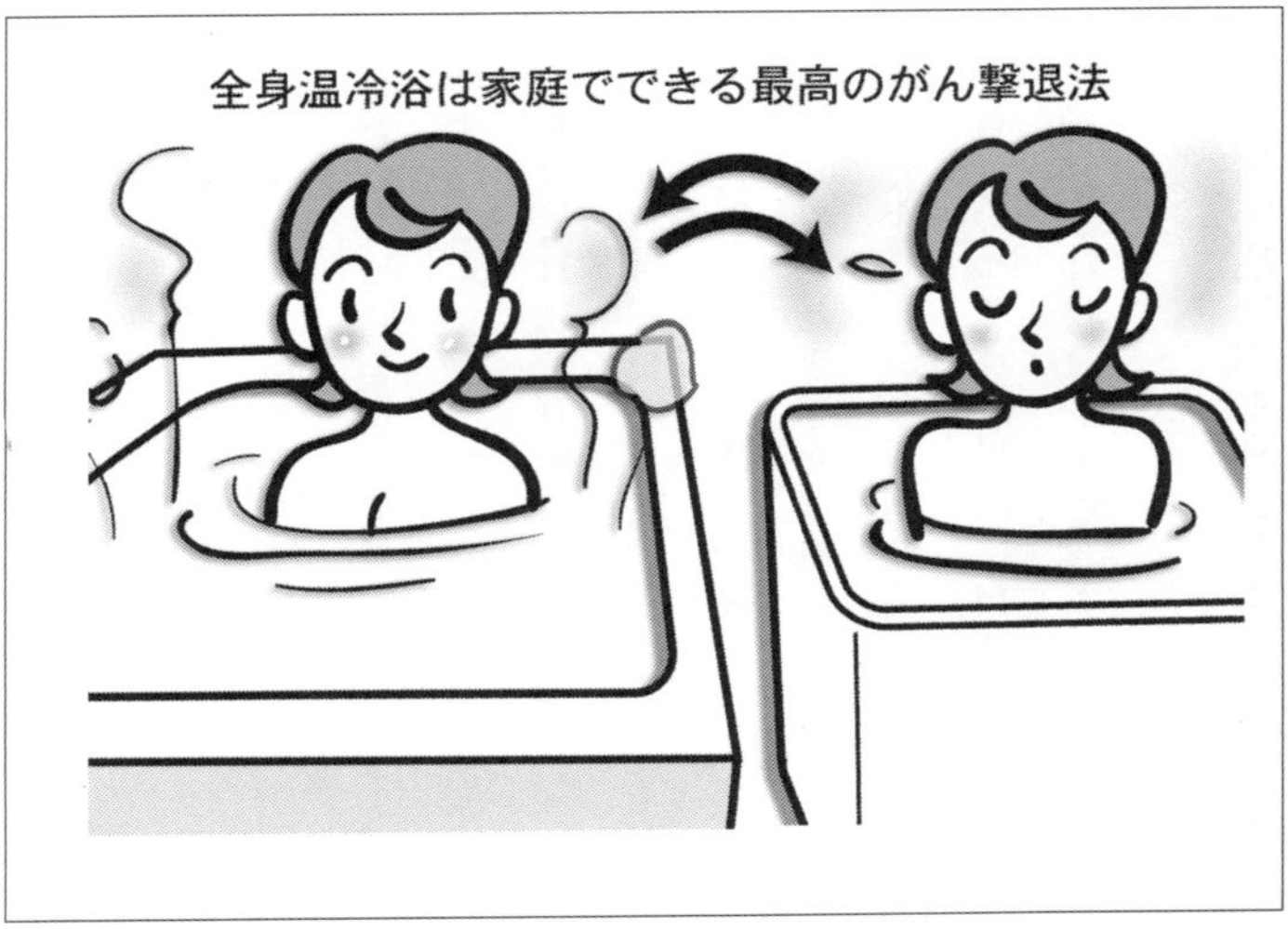
全身温冷浴は家庭でできる最高のがん撃退法

方法――まず遠赤サウナに先に入ります。温泉施設などにあるサウナは高温サウナですから、負担にならないように入る時間を短めにして調節します。サウナで体を温めたら、水槽に入ります。水―湯―水と交互に1分間ずつ水と湯につかります。

水7回、湯6回とします。最後は必ず水で終わります。1分間砂時計があると便利です。湯の温度：41〜42度。水の温度：14〜15度。最初から14度には入れないので、20度くらいから始め徐々に下げていくようにします。

夏は水の中に氷を入れて温度を下げます。自分の体調をみながら無理をしないで回数や温度は決めてください。

温冷浴で難しいのは冷たい水風呂に入るこ

とです。温度と回数にこだわらずとにかく、自分にできる温度と回数から始めることが第一歩です。家庭には浴槽が二つないので、私は大人が腰をかがめて首までつかれる大きさのポリ容器を買ってきて水風呂用にしました。

一番いいのは定期的に遠赤サウナのある近くの銭湯や温泉施設に出かけて、のびのびとじっくりと時間をかけてやることです。1回の入場料が500円として10回通っても5千円です。こんな安上がりでできる治療法はありません。私は再発の兆しが少しでもあれば、ただちにこれに取り組みます。

毎日10日連続でやってみるとか、もしくは1日おきに20回やるとか、連続集中してやってみることが効果を出すカギです。1、2回やっただけで止めては効果は出ません。命が懸っていることを思えば水が冷たいからイヤだなどといっている場合ではありません。

冬は大変ですから、夏に始めるのが無難です。体を温めるのと冷やすのを交互にやりますから、いっそう効果的に自律神経が刺激され、血液循環も促進されます。ダラケていた自律神経が往復ビンタを食らったようにシャンとします（『がんも治る西式健康体操』山崎佳三郎）。

《西式健康法は、1927年に西勝造氏によって創始された健康法》

足の温冷浴／手の温冷浴

足や手の温冷浴の一番いいところは、服を脱ぐ必要がなく、簡単にできること、それに、病弱の人には全身温冷浴が体力的に無理な場合でも、足や手だけなら無理なくできます。

また、入院中でもできる利点があります。私が入院していたとき、患者さんはみんな毎日病室で行いました。水とお湯に交互につける方法や回数、温度は全身温冷浴のやり方と同じです。「寝ながら足浴」～特に、動けない患者さんにはベッドの上で寝たままやってあげましょう。気持ちいいと喜んでもらえるだけでなく、本当に元気になるのです。

私は、がん患者さんを病院に見舞いに行くときは、この足の温冷浴の仕方を家族に教え、継続してやるよう薦めています。湯のなかに浸した患者さんの足を、早い回復を祈りながらもんであげるのです。足の温冷浴ができないときは温浴だけでもやります。

現在入院中の人はすぐに二つのバケツをそろえて、足の温冷浴を始めましょう。

全身温冷浴、温浴、冷浴、温泉浴、足浴などはドイツで盛んな自然療法のクナイプ療法の一つである「水療法」そのものです。がんの予防・治療で重要なのは免疫の問題です。

リンパ球の一種であるT細胞を全身に送っている胸腺は、体の成長につれて小さくなり、ついに機能を失ってしまいます。代わって免疫細胞の〝訓練所〟になるのが、皮膚や小腸の内壁です。温冷刺激を与えるリフレッシュ療法は特に皮膚や腸を刺激することによって、この免疫細胞訓練所を強化しているのです。

㋑・免疫機能と関係が深い遠赤外線サウナ／温泉浴～家庭でできる温熱療法

「がんの住みにくい体内環境」をつくる

「免疫力の低下、低体温、酸素不足、冷え性」が、がんを発生させたり増殖させたりする環境となるのであれば、がん治療や予防において、これらに対する対策が非常に重要です。遠赤外線の多様な働きを知ると、遠赤サウナや温泉はこれらの問題を一挙に解決してくれる理想的な家庭療法だということがわかります。また、病院の温熱療法に近い状態で再発予防ができ、また通常のがん治療を補完できる「家庭でできる温熱療法」です（『癌・温熱療法の科学』小林常雄）。

HSP（熱ショックタンパク）入浴法

サウナといえば温泉施設にある高温サウナを思い浮かべますが、医療用の遠赤外線サウナは低温ですから安全です。私は退院後、家庭用の遠赤外線サウナを購入し、再発防止のために30年以上愛用し再発を予防してきました。温熱療法、温泉療法やサウナ療法は、愛知医科大学伊藤要子助教授の研究によって、HSPという新しい根拠を得て、これらの治療法の本当の価値が再認識・再評価されることとなりました。

なぜ体を温めると体に良いのか?……キーワードはHSP

体を温めると細胞のなかに「熱ショックタンパク(Heat Shock Protein)」が増えるからです。HSPは、文字通り熱というストレスによってつくられるタンパク質です。

では、なぜHSPが増えると体に良いのでしょうか?

①人間は日々精神的・物理的・化学的ストレスを受け、その結果、細胞のなかにあるタンパク質が傷害を受ける。これが様々な病気やストレス傷害の原因となる。

②ところが、このようなストレスを受けたとき、細胞は自らHSPをつくってストレスで傷害を受けたタンパク質を修復し体を守っている。

③このタンパクの折りたたみ構造異常を見つけて修復し、もとの元気な細胞に戻してくれるのが、「熱ショックタンパク」。感染・傷害・疲労などで傷ついた細胞を修復し、生体をストレスから守ります。HSPは体を温めると増えるのです。

加温すると免疫力が高まる

・体を温めるとマクロファージの貪食能《どんしょく》（感染した細菌やウイルスを攻撃する力）が高まります。

・加温により誘導されるHSPはがんや病原菌を見つけだして殺傷するNK（ナチュラルキラー）細胞の活性を高めます。

・さらにHSPは、「抗原提示能」も増強してがん細胞だと認識しやすくするので、がん細胞を免疫細胞が攻撃しやすくします。

このように、人体は加温されると「熱ショックタンパク」が産生され、これが様々な病気やストレス傷害から体を守り、免疫能が上がりがんの予防をします。

ミトコンドリアを復活させるHSP

第3章の温熱治療の項で触れたように、温熱刺激によりHSPが細胞内に増えると、傷ついた細胞内の呼吸センターであるミトコンドリアがHSPの働きにより複製・再復活します。これにより細胞内呼吸が活性化されミトコンドリアが正常に戻れば、がん細胞も正常細胞に戻るようになります。温熱療法は傷ついたミトコンドリアを復活させ、がん細胞を正常細胞に戻そうとするアポトーシス誘導治療だったのです。

これが、温熱療法や温泉療法の本質的効果と考えられています（第3章75頁参照）。次にあげるエピソードはこのことを証明しているのではないでしょうか。

・肺がんが消えた〜3・5センチの肺がんが見つかった男性がたずねて来られました。手術予定日まで1ヶ月あったので、この間なにもしないでただ待つより、免疫を高めて手術に臨んだほうがいいとわが家にある家庭用遠赤サウナに入るよう薦めると、週2回1ヶ月通って来られました。10回くらいサウナに入っただけでそれ以外のことはなにもしなかったのですが、手術予定日が来たので病院に行くと、がんは消えてなくなっていました。

予備加温してストレスから防衛

遠赤サウナなどの「熱ストレス」が熱ショックタンパクを最も多く増加させることもわかりました。人の場合、熱ショックタンパクは加温してから2日後にピークになるように増加し、3、4日効果が持続します。ですから、事前に加温して熱ショックタンパクをたくさん増やしておけば、大きなストレスが来ても細胞が傷害を受けたり死んだりするのを防ぐことができるのです（『HSPが病気を必ず治す』伊藤要子）（『京都府立医大のがん「温熱・免疫療法』吉川敏一）。

術前・術後（手術、抗がん剤治療、放射線治療）のサポートプログラム

これまで述べてきたことは、特に術前・術後のサポートプログラムとしてすぐに取り組むことができる素晴らしい発見です。私のときは術後だけでしたが、それよりは術前と術後の両方にHSP入浴法をしたほうが、本来の効果を出すことができます。

今日から自分の治療プログラムに組み込んでください。

①抗がん剤治療の前・後に加温して副作用を抑える

抗がん剤治療の前にHSPの産生がピークになるように遠赤サウナ浴で加温し、抗がん剤治療の後に再び遠赤サウナ浴をします。

副作用を軽減するので、抗がん剤治療の効果をより上げることができます。抗がん剤治療の副作用で苦しんでいる人が多いことを考えると、これは朗報です。

②手術日にベストコンディションで臨むには～術後の再発予防に

手術日が決まったら、手術2～3週間前から遠赤サウナに定期的に入って体を温め始めます。ストレスから守ってくれるHSPの産生が、手術の日に最高に高まるように、手術

2〜3日前に加温して手術に備えます。手術によるストレスを抑え、回復を早めることができます。手術後は、手術という非常に大きなストレスによって免疫が低下するのでがんが再発しやすくなります。免疫力をあげて再発予防に役立てることができます。

ＨＳＰ入浴法（サウナ）に全身温冷浴を組み合わせて行うとさらに強力になります。

③放射線治療の副作用を抑える

また、ＨＳＰは放射線傷害を軽減します。放射線治療やＣＴ、Ｘ線検査の前・後に加温してＨＳＰを産生させます。私の入院中、放射線治療はがん研病院に行って受けていましたが、患者さんたちは治療から帰ってくるとすぐ副作用が出ないようにするため病院に設置してあった遠赤サウナに入りました。

がん研の医師は一心病院から来る患者は放射線治療を受けても、どうして副作用が出ないのかと不思議がっていました。今、ＨＳＰのことを知って思うことは、遠赤サウナ浴は治療後だけでなく治療前にもやったほうがもっと効果を上げることができるということです。

遠赤外線の一石十鳥の多様な働き

遠赤外線サウナに入ると、体のなかでＨＳＰが増える以外に、以下のような多様な効果がもたらされます。

(1)低体温、冷え性の改善～遠赤外線は深達力に優れているので深部まで到達し、体温を上昇させる

遠赤サウナで加温すると、30分後には39度を超えます。低体温の人が増加しています。体温の低下は、体内で営まれる生命維持のためのあらゆる反応や働きを阻害し、生命を脅かすことになります。体を温めるのは治療の基本です（『病は冷えから』石原結實）。

(2)毛細血管を拡張させ血流循環を促進させ体の隅々まで酸素をゆきわたらせる

血液の流れの滞りは万病の元です。鹿児島大学病院では、『和温療法』として遠赤サウナが心不全の治療に使われています。鄭《てい》忠和同大医学部教授は、サウナ療法で血管が拡張されて血流が増加するのは、血管内皮で生成される血管拡張作用のある一酸化窒素（NO）合成酵素を増加させるためであることをハムスターを使って証明しています。

体の病んだ部分に届く血液量を増やすことが治癒を促進する最も効果的な方法であるとワイル博士も述べています（『人はなぜ治るのか』）。

(3)汚れた血液を浄化する

(4)遠赤外線の共鳴共振作用により、細胞組織を活性化させて老化を防ぐ

(5)酵素の生成、ホルモン分泌作用を促進させる

(6)体の新陳代謝を促進する

(7)毒素排泄作用～体内にたまった有害物質や有害重金属などの発がん性物質を体外へ汗とともに追い出す

皮脂腺を遠赤外線の深達力により活性化すると、重金属・化学物質の溶けた脂肪が分泌物として多量に排泄されます。

(8)がんが出すがん毒素を排出し、疲労や老化の原因となる老廃物を体外へ排泄する

私たちが老化を防いで長生きするためには、新陳代謝によって体内にできる老廃物をすみやかに完全に排除し、体の細胞にとって最も働きやすい環境をつくってあげ、細胞のもつ寿命をできるだけ先に延ばしてあげることです。

(9)自律神経を調節し、安眠・やすらぎ・血圧降下、疲労回復効果など、多くの精神的安定作用をもたらす

遠赤サウナに入る利点は、思いっきり汗をかいたあとの体の爽快感とともに、不安や心配が消え、心が晴れ晴れとなり、積極的な考え方になることです。

(10)βエンドルフィン(脳内麻薬)が誘導され痛みが緩和される

がん患者は特に痛みに敏感になります。なにか痛みを感じるとすぐがんの悪化と結びつけてしまいます。遠赤サウナに入るとβエンドルフィンという鎮痛物質が分泌され、痛みが軽減されます。痛みの緩和に上手に活用できます（『遠赤外線療法の科学』山崎敏子）。

以上の遠赤サウナの働きを総合すると、遠赤サウナは「がんの住みにくい、または、育ちにくい体内環境」をつくるのに優れた効果を発揮します。「がんのできにくい体内環境」をつくることこそ、最大の「対がん作戦」です。遠赤サウナは体を温めることによって病気を治すシステムを活性化しようとする「温熱療法」といえるでしょう。

㋒・枇杷《びわ》温熱療法

温灸による自律神経の調整

鍼灸《しんきゅう》などのいわゆる「ツボ療法」は、経絡《けいらく》や経穴を刺激して、自律神経を調整して疾患を治療する「自律神経調整療法」です。

鍼は家庭ではできませんが、温灸はできますので、温灸を使って自律神経の調整をやります。温灸はもぐさを使わない遠赤外線を照射する温灸器を使えば、子どもでもできます。

全身の基本のツボに温灸することによって、血液の循環を促し、特に自律神経の働きと内分泌系を整え免疫系を活性化させます。気血の流れを円滑にし、細胞を活性化させ、生命力を蘇らせるのです。

自律神経の働きが不調だと、臓器の抵抗力が低下します。内臓をコントロールしているのは自律神経だからです。自律神経を調整することは、免疫能を高める上で重要です。

だれにでも簡単にできる家庭療法

「枇杷の葉療法」は奈良時代からある日本古来の伝統療法ですが、そのルーツをたどると、2500年以上も前のお釈迦様に始まるといわれています。

枇杷葉温灸は枇杷の葉を肌にあて、その上から棒もぐさで温めるのが伝統的やり方ですが、葉を入手するのに苦労するし、煙ともぐさの臭いが嫌われ、火の粉が畳を焼いたり、面倒くさいといった難点がありました。より効率が上がるよう工夫が重ねられ、現在では、熱源としてもぐさの代わりに遠赤外線を使い、枇杷の葉の代わりに枇杷の葉エキスを使用する温灸器具が開発され、だれでも簡単に家庭でできるようになっています。

温灸療法と日本古来の伝統療法である枇杷の葉療法を組み合わせたのが「枇杷温熱療法」です。温灸器は遠赤外線による熱の深い透過性を利用して〝ツボ〟に放射するもので、温灸と同じ理論で使えます。しかも、刺激が深いところまで届くので、その効果も期待できます。やけどをしない間接灸ですから女性や子どもでも安心して使えます。

酸性血がわずか5分で弱アルカリに

札幌鉄道病院の福島鐵雄博士は、1927（昭和2）年に、当時枇杷葉療法で有名になった静岡県引佐《いなさ》郡（現浜松市）にある金地院《こんちいん》での治療法を研究し、「皮膚を通して行う青酸療法―難病患者を二十万人救った療法―河野大圭禅師の枇杷の葉療法の紹介とその科学的研究」という論文を発表しました。治療効果は枇杷の葉に含まれる「青酸」の威力によるものであると述べています。枇杷の葉療法は科学的で、どんな病気にもだれがやっても確実に効果があると評価しています。

それから10年後（昭和12年、1937年）、大阪大学医学部で安田寛之博士が、枇杷の葉療法の動物実験を行い、その結果は「血液の酸・塩基平衡より観たる枇杷葉療法」という論文にまとめられました。血液が酸性に傾いた病気のウサギに枇杷の葉のエキスを蒸気にしてふきつけて血液がどう変化するかを調べた実験です。

5分間吹きつけただけで、全部のウサギの血液が弱アルカリ性になり、その後健康を回

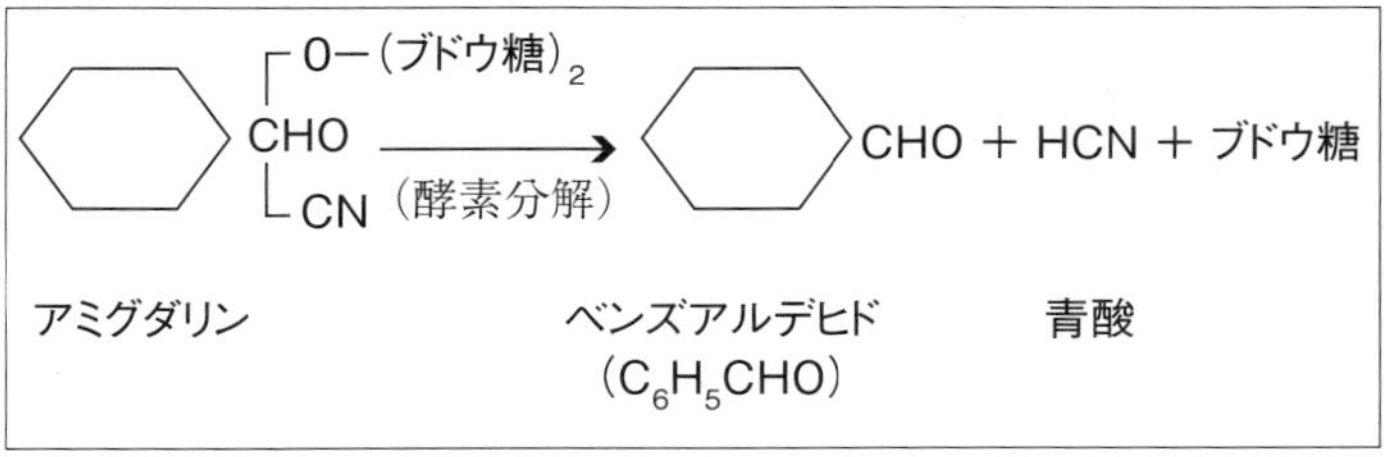

アミグダリンの中の青酸ががんを攻撃する

復。枇杷の葉の成分（アミグダリン）に「血液浄化作用」があることを証明しました。

がんだけを選んで攻撃する天然の抗がん剤～アミグダリン

アミグダリンの働きを明らかにしたのが米国の生化学者アーネスト・クレブス博士です。博士は長寿国として有名なフンザ王国（現在パキスタンの一部）を調査したとき、そこにがんの人がいないのはアンズを常食しているからだと考えました。そこで、博士はアンズの種の成分であるアミグダリンを抽出し、ビタミンB17と命名し、がんの治療に使ったのです。１９５０年代のことです。

クレブス博士の研究を要約すると、アミグダリンががんを攻撃する機序は次のようになります。アミグダリンはベンズアルデヒドとシアン（青酸ＨＣＮ）の化合物です。

これが体内に入るとエルムシン（βグルコシダーゼ）という分解酵素によって猛毒の青酸とベンズアルデヒドとに分解されます。

がん細胞はこれらの毒に曝《さら》されて死滅します。

ベンズアルデヒドはさらに酸化されて鎮痛作用のある安息香酸に変化して痛みを抑えます。まさに「毒をもって毒を制す」です。

一方、一条会病院の東風《こち》睦之博士はイチジクの抽出液から抗がん作用がある成分としてベンズアルデヒドを同定しました（1985年）。

東風博士はユダヤ王国のヒゼキヤ王（紀元前678年没）ががんで死にかかっていたときイチジクで治ったという旧約聖書列王記下20章7節の一節から天啓を受け、イチジクの研究に取り組み、イチジクの実にがんに有効な成分が含まれていることと、それがベンズアルデヒドであることをつきとめたのでした（『食べるクスリ』ジーン・カーパー）。

枇杷の葉の薬効と温熱が血液を浄化する

枇杷温熱療法は枇杷の葉療法と鍼灸理論を組み合わせた療法です。

この療法は、枇杷の葉の成分の効能である①血液浄化作用、②抗がん作用、③鎮痛作用と、温灸のツボ刺激による④自律神経の調整、⑤気血のめぐりを良くする——という効果があいまって、大きな治療効果が得られるのです。

きれいな血液が全身を滞りなく巡っているのが健康の基本です。そのために精神的・肉体的ストレスを除き、コリをほぐし、神経や血液の流れを活発にし、内臓の働きを高め血液を浄化しようとするのが枇杷温熱療法です。この療法は温灸の効果とともに枇杷の葉の薬効成分を皮膚から体内に浸透させて、血液を浄化し、血行を良くすることが基本です。たとえ正確にツボに当たっていなくても十分な効果が得られます。

どんな疾患にも必要な背中と腹部の基本ツボ

どんな病気のときでも必要な、全身の自然治癒力を強める基本的なツボがあります。基本ツボがある場所は、①背骨の両側、②腹部です。背部は首すじから背中、腰、お尻にかけて脊柱の両側を温灸することによって自律神経や経絡のバランスが整えられ、肺、心臓、肝臓、腎臓、胃腸、膀胱、子宮といった内臓の働きが活発になるのです。

腹部には内臓があるので、血液も多く集まってきます。枇杷の葉温灸は血液浄化作用があるので腹部にすることが大切です。胃や腸、肝臓を刺激することによって解毒、整腸作用を促進させます（『枇杷の葉温灸ツボ療法』神谷富雄）。

どれくらいの時間やればいいのか？

がん患者さんの場合、枇杷温灸で少しでも効果を出そうと思ったら、朝、昼、晩45分〜1時間ずつ2、3回します。これは私の体験から得た結論です。もちろん、最初は20分くらいから始め、体の反応を見ながら徐々に時間を増やしていきます。

入院していても、主治医の理解があれば、煙も臭いも出ないので、周りに迷惑をかけることなく、消灯後や自由時間に自分でやれます。

家族の思いを伝える手段として

家族がいかに患者を励まし支えるかということは、闘病の成果を大きく左右します。この療法の最大の長所は、患者になにかしてあげたいという家族の思いが伝えられ、患者のためになにかプラスになること、愛情を具体的に表現できる手段として使えるということです。親が子どもに、子どもが親に、夫が妻にという具合に家族でお互いにできます。うつらうつらと夢うつつのうちに症状が改善されるなら、これにまさる療法はありません。

患者にとって、肩こりや痛みが取れてリラックスできるだけでもどんなに心身が軽くなることでしょう。ぐっすり眠れることもうれしいです。

大きな効果がでる「枇杷温灸器」

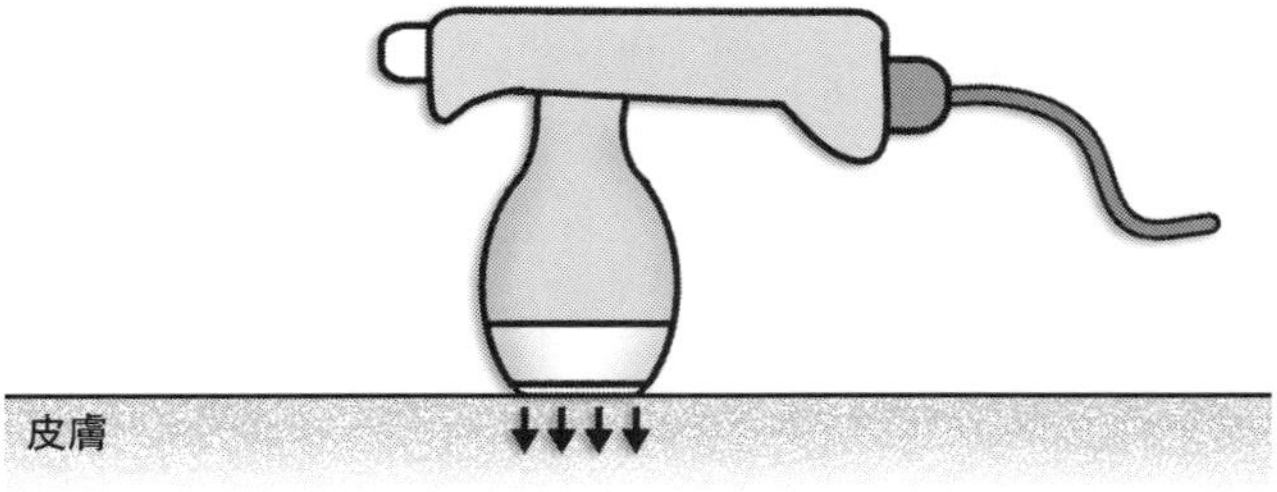

遠赤外線の熱で枇杷エキスを皮膚から浸透させる

枇杷温灸器の使い方

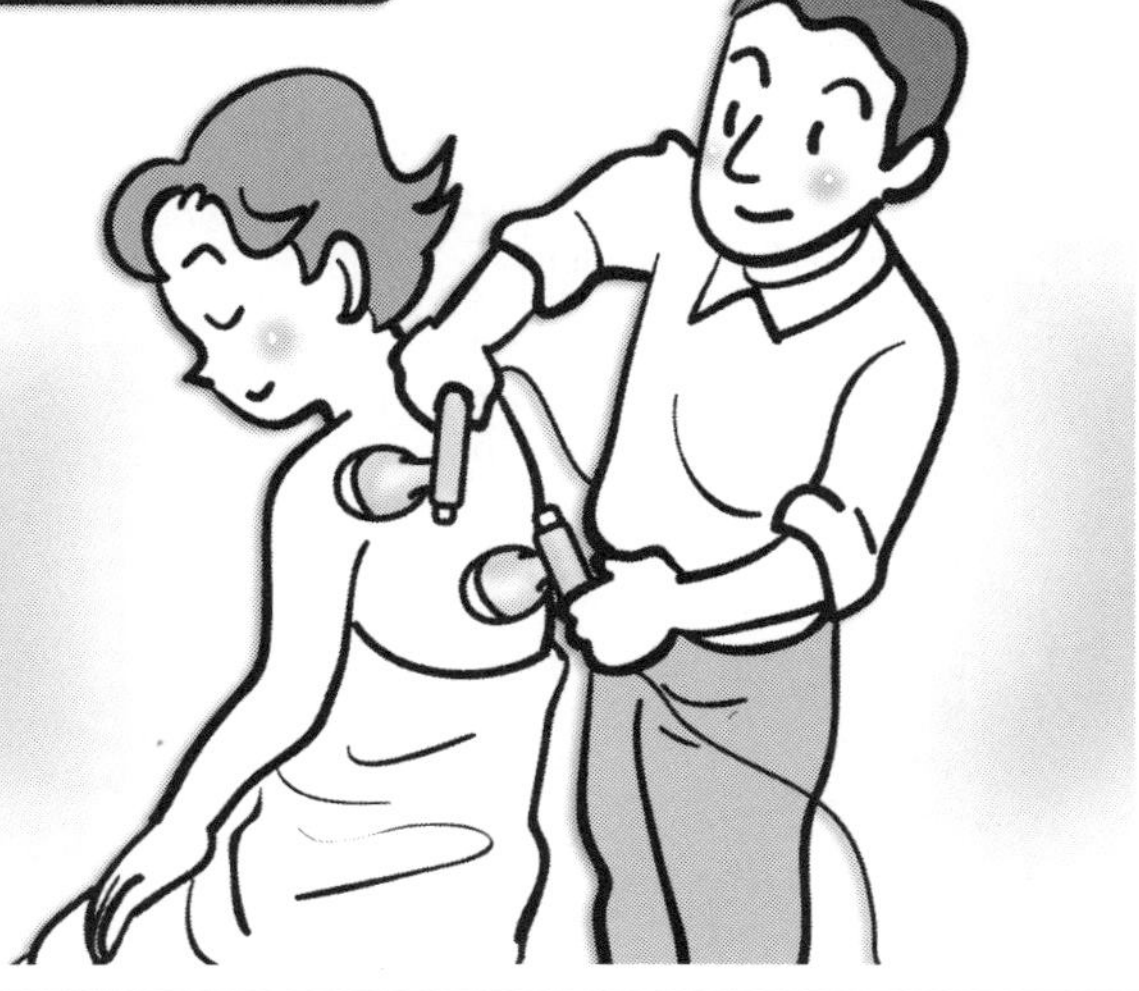

患者自身のやる気を強めるのにも適しています。自分の病気は自分で治すという自助努力の精神を強めるという意味でも、この療法を家庭で取り入れてほしいと思います。家族であればもっと祈りと真心を込めてやってあげることができます。

遠赤外線マット温庵法《おんあん》

これは、ツボではなく、腹部や背中を広い範囲にわたって温めたい場合に使います。

まずキッチンペーパーのような紙を腹や胸部（直接皮膚）の上に置き、その紙の上に枇杷の葉エキスを吹きつけてしみ込ませます。その上にビニールを広げ、その上から市販されている遠赤外線マットをのせて温めます。皮膚の広い面積から枇杷の葉のエキス（アミグダリン）を浸透させようとするものです。

枇杷の種

アミグダリンは杏の種、梅干しの種、桃の種や枇杷の種に多く含まれています。私は、枇杷の季節に種をたくさん集め、圧力釜で煮て冷凍して保存しておき、少しずつ食べます。豆のようにおいしく食べることができます。

枇杷の葉茶

枇杷の葉茶は昔から咳止めや暑気あたりに効くお茶として親しまれてきました。明時代の薬学書『本草綱目《ほんぞうこうもく》』には枇杷の葉の効能を「熱をとり、よく肺気を清め、咳を止め、胃逆を降ろし、嘔吐を止める作用がある」と紹介しています。

「嘔吐のとまらぬもの、産後の口乾、煮汁を飲めば渇疾に主効があり、肺気熱嗽《ねつそう》および肺風瘡《ふうそう》、胸、面上の瘡を治す。胃を和し、気を下し、熱を清し、暑毒を解し、脚気を療ず」

リフレッシュ療法の実際

がんは生き物ですから、老廃物を出します。これががんの毒素（トキソホルモン）で、全身を巡って、けだるくなったり、意欲がなくなったり痩せたりします。

がん組織が成長して正常組織を圧迫したり、浸潤したりするより先に、この毒素が全身に害を及ぼすのです。がんが出す毒素は、免疫細胞の働きを抑えます。ですから毒素の増加→免疫力低下→がんの増殖→毒素の増加という悪循環に陥るのです。リフレッシュ療法はがんによって落ち込んだ免疫能力を高め、間接的にがん細胞を攻撃するのです。

全身温冷浴、遠赤サウナ、温熱療法は、ふつうのときはそれぞれ別々に行うのですが、リフレッシュ療法として腰を据えてやるときは全部を半日かけて行います。やり方は次の通り、①～⑥まで順番で行いましょう。

①腸管の大掃除～まず前日の就寝前に腸を大掃除するために下剤効果のある薬草茶を飲みます。翌朝、約8時間後に下剤効果が表れます。下剤そのものを使うときは朝プログラムを始めるときに使用します。

これにより、停滞便を排泄させ、腸管をきれいにします。最大の免疫器官である腸内環境を改善し免疫力を高めます。定期的な腸管の掃除は大事です。②遠赤サウナ浴（30分）③全身温冷浴④枇杷温熱療法（40分）⑤理学療法⑥昼食にはそばや野菜ジュースを摂ります。

㊁・理学療法

私は西式健康法で使う家庭用の機器を使って全身を振動させる三つの運動をします。これは入院中に病院でも同じことをしました。

・金魚運動～胃腸をはじめ内臓諸器官の機能を高める。

・毛細管運動～手足の筋肉を振動させて毛細管の機能を正常にし、静脈管内の血液の環流を良くする。全身の血液循環を促進させる。
・全身振動運動〜血液とリンパ液の循環を促進させる。

(3) 呼吸法

呼吸法でストレスをコントロールする

今がんと闘っている人にとって毎日が、どんなにストレスの多い生活でしょうか。ストレスが持続すると、ストレスホルモンであるコルチゾールのレベルが慢性的に高くなり、免疫力を低下（NK細胞を抑制）させ、がんの成長や悪化を助長することになります。

したがって、がんと取り組むとき、絶対必要になるのがこのストレスをコントロールするための手段としての呼吸法なのです。

呼吸法の重要さを知って、ぜひとも最初から闘病に積極的に取り入れてほしいと願っています。やるとやらないでは大違いです。呼吸法は、笑い療法、断食療法とともに、いつでもどこでも、すぐに始められ、しかも、お金は全然かかりません。

私は入院中、丹田《たんでん》呼吸法の調和道協会の本部道場（東京都西日暮里）へ通って練習しました。その当時は呼吸法の意味も大切さもわからないままでしたが、道場に来ている方たちを見て呼吸法の大切さを理解できました。80歳を越える人たちが、色つやがよく、実際の年齢よりずーっと若く見え、驚くほど気迫がありました。中曽根元首相をはじめとして、歴代の首相の顔写真が掲げてあり、丹田呼吸法で胆力を鍛えられたのでしょう。

呼吸によって自律神経をコントロールする

ＮＨＫテレビで呼吸法を扱った番組（「ためしてガッテン」２００５年11月放送）がありました。腹式呼吸が脳に与える影響を実証する内容です。

女性アナウンサーの手の指に電極をつけ、狭い部屋に入ってもらいます。「今から２分以内に電極から電気が流れます」と伝えると、実験が始まる前の呼吸数は１分間に11回だったのが、１分間に28回に上昇しました。不安や心配があると本人も気づかないうちに脳波は大きく乱れ、呼吸数も倍以上に速くなりました。

そこで、アナウンサーに意識的にゆっくりと吐き出す呼吸をさせると、脳波が安定しました。これは、呼吸によって不安に対する脳の反応を抑えることができたことを意味しています。

不安やストレスを感じたときの反応をつくり出すのが、脳の「扁桃体」という部分です。

不安で扁桃体の活動が活発になると、自律神経のコントロールを担当する「視床下部」という部分が反応します。自律神経のうちの「交感神経」を活発に活動させるのです。扁桃体は呼吸のリズムと深くかかわっています。不安やストレスを感じる情動の中枢は呼吸のリズムにともなって変化します。扁桃体が強く活動すると呼吸が荒くなりますが、一方で呼吸を落ち着かせると扁桃体の活動が落ち着くのです。

したがって、自分で呼吸をコントロールすることによって不安やストレスに対する脳の反応を抑えることができるというわけです。腹式呼吸は、呼吸のリズムを意識的に変えることで、脳を「だまし」、自律神経の活動をも変化させていたのです。

腹式呼吸で副交感神経をＯＮにする

四人の女性にストレスをかけると血行がどう変化するかという実験もありました。ストレスがかかることをさせると全員血行が悪くなり、手足が冷たくなりました。そこで、腹式呼吸を意識的にさせると、全員血行が良くなり、手足の温度が上昇しました。

ストレスを感じると「交感神経」にスイッチが入り、心拍数は増え、交感神経から出た物質が血管に作用し、血管の筋肉が収縮し毛細血管のなかを勢い良く流れていた血液が流れなくなり手足が冷えます。また呼吸も早く浅くなりました。

しかし意識的に、ゆっくりと吐き出す腹式呼吸を行うと、今度は自律神経の副交感神経のスイッチがONになり、交感神経の活動が抑えられます。すると血管の収縮が解け、血行が良くなり、体温が上がりました。

腹式呼吸をやるだけで手足が温かくなり、血液の流れが正常になります。腹式呼吸をすることによって、血行が良くなるか悪くなるかを決める「スイッチ」が切り替わっていたのです。そのスイッチが「自律神経」です。吸気で交感神経がONになり、呼気で副交感神経がONになります。呼吸は自律神経の支配下にありながら、呼吸の仕方を意識的に変えることによって、逆に自律神経そのものを、支配下に置くこともできるのです。

ストレス、緊張、不安や心配事で交感神経がONになったとき、ゆっくりと息を吐くことにより、副交感神経を意識的に、無理やりONにして、体のほうから心をコントロールしようとするのが呼吸法なのです。

がん患者にとって、いかに免疫を上げてがんと闘うかが毎日の課題です。ストレスが免疫を下げる一番の要因ですから日々の生活でいかにストレスを管理するかが闘病のカギとなります。がん患者にとっては、がんがあるということ自体がいつも不安であり、大きなストレスになっています。このストレスを呼吸法でコントロールするのです。長息の呼吸法を行うと、このストレス自体をなくすことはできませんが、あたかもストレスが去ってしまったような状態に脳をしてくれるのです。

心の奥底にいつも不安、心配や恐れ、怒りや悲しみがあり、絶望したり憂鬱になったり暗い気持ちになる。これでは免疫が下がるばかりです。そういうときに、イライラを鎮め、不安を消して平常心でいられるようにしてくれるのが呼吸法なのです。

呼吸法で病気が回復するのは、情動が乱れないようにしてくれることに加えて、次のような効用があげられます。

丹田呼吸は下腹部（丹田）に圧をかけながら息を吐く呼吸法です。このときみぞおちの奥にある太陽神経叢《そう》（腹部を支配する自律神経の要）が刺激されて、自律神経の失調がバランスを取り戻し、各種ホルモン分泌も正しく調整されます。

丹田呼吸法の真髄は横隔膜運動にあります。横隔膜が大きく上下運動するので内臓がマッサージされ、臓器内の静脈血がすみやかに心臓にもどり、血液の循環が改善されます。肺のガス交換率が3倍に増え、大量の炭酸ガスが吐き捨てられ、酸素量が増え、細胞が活性化されます。

このような呼吸の生理学を理解してから呼吸法に取り組めば、途中で止めたりしなくなり、長続きします。ワイル博士が述べているように「呼吸は健康と治癒への扉をあけるマスターキー」なのです。

丹田呼吸法

では、実際にやってみましょう。呼吸法も長続きするには、簡単なものから行うのがコツです。まず最初に簡単な腹式呼吸から始めます。

深く吸って、ゆっくりゆっくり吐き出す。ア〜と声を長く伸ばしながら吐き出す。これがすべての呼吸法の基本で、とにかくゆっくりゆっくり10〜20秒吐き出すことだけに集中します。

江戸中期の白隠《はくいん》禅師（1685〜1768年）は、だれでも簡単にできる仰臥《ぎょうが》禅「寝ながらする禅」を薦めています。毎晩、寝床についたら、まずこの呼吸をやってみましょう。

力を抜き、あおむけに寝て両手を丹田で組み、数を数えながらゆっくりと息を吐いていきます。がん患者の多くが睡眠障害を抱えているといわれています。毎日快眠が得られるかどうかは、治療に大きな影響を与えます。呼吸法で不眠症を克服しましょう。

長く息を吐きながら、自分の病気が必ず治ってしまうのだという気持ちを強くイメージします。息を吐き出すときに邪気・悪い思い・心の毒を吐き出します。禅師は「内観の秘法」と呼ばれる呼吸法で結核を克服し死の淵から生還しました。「この方法で病気が治らなかったなら、わしの首をやる」とまでいわれています。

・長息の一呼一吸法で～正座か椅子に座った姿勢で行う

①上体を静かに前に倒しながら息を吐き、15～20秒くらい吐き続けます。できるだけ長く吐き続けられるように練習します。②息を吐き終わったら、全身の力を抜き、リラックスして、自然の呼吸に任せます。③3分から5分くらい続けます。

・短息の一呼一吸で～正座の姿勢から上体を前傾させながら、ハッと瞬間的に息を吐きます。息を吐き終わったら、上体を元に戻します。3分～5分くらい続けます。

・三呼一吸法～（三呼一吸とは、連続3回吐いてから1回吸うという意味）

息の出し方はハッ、ハッ、ハーです。最初のハッ、ハッは短息、最後のハーは出きるだけ長く伸ばす。慣れてきたら、最後のハーをできるだけ長く伸ばします。

息を吐くごとに上体を前に倒しながら、ハッ、ハッ、ハーを12回繰り返したら、3回ふつうの呼吸をします。これを1セットとし、5セット行います。約5分。1日10セット以上行います（『健心・健体呼吸法』村木弘昌、『丹田呼吸法の実際』佐藤道平）。

ヨガの呼吸法（アンドルー・ワイル推奨）

口を閉じて鼻からイチ、ニー、サン、シーと4数えながら息を吸い込み、7息を止める、そして8数えながら口からゆっくりと吐き出す。これを1セットとし4回繰り返す。

4：7：8の割合が大切。吸う時間が1で、吐き出す時間が2の割合です。たとえば、4秒吸って7秒止め、8秒かけて吐き出す（『ナチュラル・メディスンCDブック』）。

ストレスや不安、緊張を感じたらとにかくすぐ、いつでもどこでも呼吸法をやります。これが生活習慣となるまで続けます。呼吸法やリラクセーション、イメージ療法、瞑想などのテクニックを自分でできるようにする目的は、自分が抱えている不安、恐怖、怒り、孤独感などの破壊的で強力な感情を軽減させ、自分で対処できるようになるためです。

(4) 笑い療法

免疫力を高める笑い

どんな治療法より真っ先に取り組むべき理由と価値がある治療法こそ、「笑い療法」です。

精神神経免疫学という新しい領域の研究がすすみ、ストレスががんを引き起こすメカニズムが明らかになりました。その逆に、心のありようで免疫力が高まり、がんの再発を抑えることも明らかになってきました。

うつ状態になると免疫力が落ちるという事実を裏返したのが笑い療法です。がん患者は、再発の不安や死の恐怖などからうつ状態になりやすく、そのため免疫力が低下し、再発しやすくなるという悪循環に陥りやすいのです。

その悪循環を断ち切る方法の一つが笑い療法です。笑いは心身が一体だということを実証してくれます。大いに笑うと健康にいいということが科学的に解明されてきました。

難病を笑い飛ばした人たち

心と体は一体で、自分の心のあり方次第で健康を維持したり、病気になったりもします。ですから、いかにしたら、心が体に良い影響を与えられるのかを知ることはとても大切です。私が特に大きな感銘をうけたのは、難病を笑い飛ばして克服した人たちがいたということです。

それが有名な米国の笑い療法の元祖、ノーマン・カズンズ氏でした。彼は難病の強直性脊椎炎になりましたが、積極的に自分の気持ちを明るくする方法を取り入れ、喜劇の映画やTV番組を見たり、ユーモア本を読んで一日中笑いを繰り返しているうちに治癒してしまいました。

「効果はてき面だった。10分間腹を抱えて笑うと、少なくとも2時間は痛みを感ぜずに眠れた」と述懐しています。笑いで、自分のなかに住んでいる自分の医者を呼び出したのです。日本では江戸時代に黒住教の教祖、黒住宗忠が肺結核を笑いで治しています。

もう手の施しようがないといわれたとき、大悟してうれしくてたまらず、日夜笑いに笑ったとき、結核は治癒したといっています。

笑い療法を病院ぐるみで実践指導している伊丹仁朗先生は1992年に「笑いと免疫機能」の関係を証明する研究成果を発表されました。がん患者19人に漫才で3時間笑ってもらい、笑う前と笑ったあとで血液を調べ、笑いの効果を調べました。

その結果、がんに対する抵抗力の指標の一つとなるNK活性（がん細胞を攻撃するナチュラルキラー細胞の元気度）が劇的に上昇しました。うつ状態や悲しい気持ちになるとNK細胞の働きが弱くなりますが、笑いによって免疫能が短時間で大幅にアップすることが確かめられたのです。笑いが自然治癒力を高めることが科学的に証明されたのです。

病気は心のもち方次第だとすると、それを良い方向へ導いてくれるのが「笑い」です。笑いで病気が治るなら、これ以上の素晴らしい治療法がどこにあるでしょうか。実際の生活では苦しいことやつらいことが多く笑顔が消えるのが現実です。自分自身の生活が、怒りや不満、憂鬱や絶望、無力感などに浸って笑いが消えていたらどうでしょうか。

ある女性のがん患者さんに笑い療法を薦めると、「私はこれまでの人生で思いっきり笑ったことがないのでできない」という方がいました。笑いを忘れた生活が健康を害し、病気を治しにくい体にしていることを科学は明らかにしています。

問題は笑えないときにいかに笑うかです。そこで、無理やりでもいいから、意識的に思いっきり笑う生活を習慣にしようというのが笑い療法です。

笑いの実践とは積極思考の実践そのものにほかなりません。泣いて暮らすも一生、笑って暮らすも一生。笑いこそ心身の健康の極意です。

さあ、笑いの効果がわかったら、あとは実践あるのみです。とにかくノーマン・カズンズのマネをすることです。笑えるビデオを借りてきたり、落語や漫才、笑えるTV番組など、笑いの教材を見つけます。なにに笑えるかは人それぞれですから、家族にも協力してもらい、笑える番組があれば録画してもらったりして笑いのコレクションをつくりましょう。

本当に笑うだけで健康になるなら笑わないと損です。人生笑ったもん勝ち。笑っているまにストレスは下がり免疫は上がる。笑いの数だけ健康になるのです。

「まずは笑おう。とりあえず笑う。とにかく笑う」実践あるのみです（『笑いの治癒力』志水彰）（日経ヘルス　2001年3月号から）（『笑いは心と脳の処方せん』昇幹夫）。

(5)ビタミンCの大量摂取

高濃度ビタミンCは強い抗がん効果を発揮する

私は入院中ポーリング博士が提唱したビタミンCの大量投与療法を受けましたが、「ビタミンCががんに効く」という説は似非療法として医学界から総攻撃を受けて否定されて葬り去られ、残念に思っていました。ところが、2006年ころから再び突然注目され始め、根拠のないはずのビタミンC療法を取り入れる医師が多く現れるようになったのです。

それは、2005年に米国で『高濃度ビタミンC点滴は、ガン細胞に対してだけ選択的に毒性として働く』という内容の論文が発表されたからのようです。

発表したのはアメリカの国立衛生研究所（NIH）、国立がん研究所（NCI）、食品薬品局（FDA）という〝最も権威〟あるお上《かみ》の研究所の科学者たちで、それに加えて米国科学アカデミー紀要という権威ある有名な医学雑誌で発表されたとなれば、その論文の与えたインパクトは、それまで、ポーリングを攻撃し、ビタミンC療法をバカにしてきた人たちにとっては、まさに「水戸黄門の印籠」のようなものだったかもしれません（論文HP http://www.pnas.org/cgi/content/full/102/38/13604）。

この論文によりビタミンC療法が再び日の目を見るようになったわけです。２００６年より急速に米国でこの「超高濃度ビタミンC点滴療法」が広まり、日本でも治療に取り入れられるようになったらしいのです。

ところで抗がん剤治療を拒否し、「ビタミンC点滴療法」だけでがんを治そうという人がいますが、ビタミンCも魔法の弾丸ではないのですから、他の療法と併用すべきです。

点滴でなくても、経口摂取でもがんに効果あり

Ｖ‐Ｃ（ビタミンＣ）点滴療法は高価で、しかも病院でないとできませんが、サプリメントを使えば、家庭で簡単・安全に、そして安価にできます。

ビタミンCのがんに対する多様な働き

①抗酸化作用。ビタミンCの最も重要な働きが抗酸化作用です。活性酸素を捕捉（還元）して細胞のがん化を防ぎます。
②ストレスから守ってくれる。ストレスホルモンが分泌されるとビタミンCが急激に減少します。ビタミンCは体内で合成されないので、不足したらすぐ補わなければなりません。がん患者のビタミンCの血中濃度は著しく低下しています。
③白血球やマクロファージの機能を高めて免疫能を増強する。
④抗がん活性を有するインターフェロンの産生を促進し、がん細胞の増殖を抑える。
⑤薬物代謝にかかわって発がん物質を解毒し、体外に排泄する。
⑥胃がんの原因となるニトロソアミンが胃中でつくられるのを防ぐ。
⑦ウイルスを不活性化する（『新ビタミンCと健康』村田晃）。

がん患者に大量のビタミンCを投与して体をビタミンCで満たすと、がんと闘う免疫能が高まります。日本の福岡鳥飼病院で行われた高ビタミンC療法でも、点滴でなくても経口で毎日摂取しても寿命が延びることがわかります（『ビタミンC健康法』ポーリング）。

ポーリング博士は、このような研究結果に基づき、すべてのがん患者に、ビタミンCの

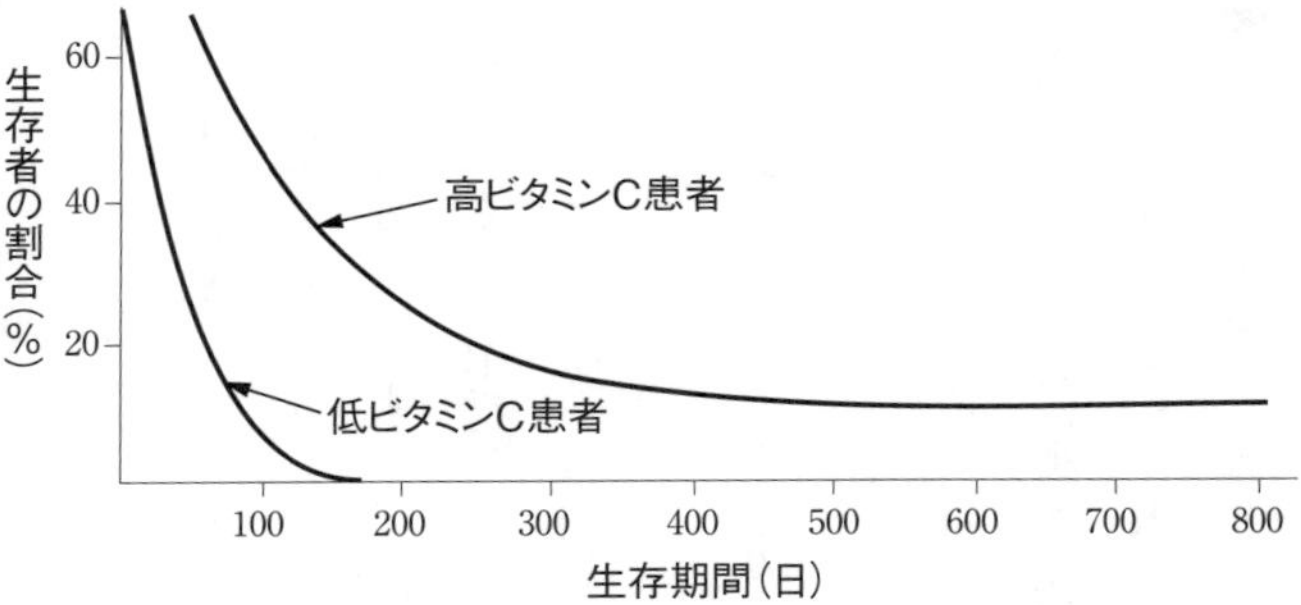

福岡鳥飼病院の研究　高ビタミンC患者と低ビタミンC患者は、それぞれビタミンCの大量（1日5g以上、平均1日29g以上）と比較的少量（1日4g以下）が、「治療不能」と判断された後与えられた。低ビタミンC患者は200日までにすべて死亡したが、そのとき、高ビタミンC患者は25%がまだ生存していた。400日以降の長い伸びで示される6人は、1978年8月10日現在まだ生存しており、「治療不能」と判断されてから平均866日になる（森重と村田、1979年）

大量摂取を治療のできるだけ初期から始めるよう強く薦めています。

それが、がん治療に伴う副作用を軽減させ、がん患者の抵抗力を増強させ、がん治療の成績を劇的に向上させてくれるというのです。

頻回《ひんかい》の大量摂取が大切

ビタミンCの効果は血中濃度によって決まるので、サプリメントによる経口摂取でがんに対する効果を出すためには、大量投与が必要です。ビタミンCは所要量をこえて「大量に摂取」すると、薬理学的な多様な働き・作用をするという点が重要です。「薬の効果は血中濃度に比例する」ので、ビタミンCの薬理学的効果を出すためにはいかに濃度を高く保つように摂取するかがカギです。

1日に1回ではなく、短時間の頻回摂取が、ビタミンCを効かすポイントです。たとえば、1回に3グラム、4時間おきに3回摂れば1日に9グラム摂ることになります。さらに、1時間おきに摂取すればさらに上昇を続けます。点滴と違って経口では吸収される率も大きく落ちるわけですから、頻回の大量摂取が大切です（『ビタミンCの大量摂取がカゼを防ぎ、がんに効く』生田哲）（『ポーリング博士のビタミンC健康法』ライナス・ポーリング）（『新ビタミンCと健康』村田晃著）（『ビタミンCがガン細胞を殺す』柳澤厚生）。

輸血後の肝炎発症を防ぐ

私は出産のとき3000ccの出血があり、3000ccの輸血を受けました。そのとき同時に、ビタミンCの大量点滴をしてもらったため、肝炎を発症しませんでした。

前述したV・Cの働き⑦に「ウイルスを不活性化する」とあるように、ビタミンCが肝炎ウイルスを抑えてくれたのです。

●「酸化ストレスを緩和してがんの進行を遅らせる」（第6章184頁参照）

(6)高麗人参

瀕死の病人を生き返らせる

病気の親のために孝行娘が身売りして朝鮮人参を買い、命を救ったという話が時代劇に出てきます。昔から万病に効く霊薬、高貴薬として有名です。不老長寿の上薬として位置付けられてきた漢方の王様です。

中国の『神農本草経』には効能が次のように書かれています。「味甘微寒。補五臓。安精神。定魂魄。止驚悸。除邪気。明目。開心。益智。久服軽身延年」

がんの増殖と転移を抑制する

栽培された高麗人参でも高価なものは6年根と知って驚きましたが、韓国で発見された1億円の価値があるという天然の600年根をテレビで見たときは、高麗人参のもつ生命力のすごさに圧倒されました。近年、がんに対しても驚くべきパワーをもつ天然の抗がん薬として注目されています。

私が入院中、がんの患者さんたちと、病院の屋上で飼育されているがんのマウスを見に行きました。このマウスたちには高麗人参エキスが入った水が与えられ、その高麗人参ががんに効くかどうかを調べていたのです。

最初に見たときの大きながんの塊が次に見に行ったときには小さくなっていて、高麗人参エキスにがんの増殖を抑える働きがあることを自分の目で見て、手で触って確かめることができました。

富山医科薬科大学など多くの大学や研究所で高麗人参の科学的解明が進み、以下のようなことが明らかになっています。

①がん細胞を食べるマクロファージを活性化する。

②放射線治療の副作用を軽減し、白血球を増やす働きがある。

高麗人参には白血球を増やす働きがあるので、放射線治療や抗がん剤治療の治療前から、また、治療を行いながら服用すれば、副作用を軽減することができます。特に注目されるのは、がん細胞を食べてくれるマクロファージの抗がん力が高まることです。赤血球や血小板もどんどん増やすので、酸素と栄養が体内に行きわたり、抵抗力がぐんと高まり、回復を早めることができます（『高麗人参の薬効の不思議』久保道徳）。

③食欲を増進させる。がん細胞から食欲を減退させるトキソホルモンが出るため、がん患

者は食欲が減退し体力がなくなり、がんに対する抵抗力が落ちる。高麗人参はこのホルモンの働きを抑え、食欲を増進させる。

右記の点に加えて、もっと重要なことが明らかになってきました。

④がん細胞の増殖を抑制する〈ジンセノサイドＲｈ２〉。

⑤がん細胞の転移を抑制する。

「朝鮮人参にがん転移を防ぐ効能があることが富山医科薬科大の済木育夫教授らの研究でわかった。済木教授らによると、がんの転移を防ぐのはＭ１と呼ばれるサポニンの代謝産物。朝鮮人参を食べると主要成分のサポニンは体内で腸内細菌の分泌酵素によってＭ１に変化して吸収される。このＭ１を実験動物に投与したところがん細胞の転移する数が大幅に減った。また、Ｍ１をがん細胞にかけると、がん細胞は増殖せず、『アポトーシス』と呼ばれる自発的な死に追いこまれることも確認された（１９９８年８月６日読売新聞）」。

⑥高麗人参の成分であるジンセノサイドＲｇ３には「抗血管新生作用」がある（中国国家食品薬品監督管理局は抗がん剤として承認）。がん細胞の浸潤転移を抑制する。血管新生の抑制はがん治療の重要な目標です。

⑦再発予防、がん細胞を正常細胞に戻す能力がある。

「すでに臨床的にも高麗人参エキスを1日、10～30グラムぐらい用いる大量療法は、がんの初期や手術後の再発防止に素晴らしい効果を上げているのです。たとえば、胃がんの場合、初期の段階では胃潰瘍なのか、がんなのか区別しにくいことが多いものです。この段階から、高麗人参を服用していれば、胃潰瘍、あるいはごく初期のがんならまず100％治るといってよいでしょう」（『高麗人参の薬効の不思議』久保道徳）。

高麗人参エキスは高価でなかなか手が出ませんが、私は「命を買う」つもりで闘病の初期から飲んできました。高麗人参の研究で有名な松繁克道先生（富山医科薬科大学教授）にお会いしたとき、人参の効果的な飲み方を教えていただきました。

「どぶ掃除をするときどうします？　ちょろちょろ水を流してやってもきれいになりませんね。最初はバケツで大量の水をいっきに流し込んで汚れを洗い流すでしょう。あれと同じです。人参を飲むときも、がんの患者さんは、初めは血管のどぶ掃除をするようなつもりで、一気に集中して多めに摂るのです。そうしたら、あとはちょろちょろ飲んでいいのです。最初から少しずつ飲んでいては効果は期待できません」ということでした。

本当に、高麗人参は、人間の生命力そのものを強めるように作用し、瀕死の病人を生き返らせる力があります。それを実感しています。

(7)自然療法

五人の名医~生かされていることの気づき

「光、空気、水、土、食物の五人の名医に治してもらいなさい」というのが私の主治医の口癖でしたから、私は、とにかくお金をかけないで自然にあるものを使って治す方法を常に考えました。

名医中の名医は日光です。太陽の光はすべての生き物に生きるエネルギーを与えてくれます。空気の大切さは呼吸法で取り上げました。

コンクリートに覆われた都会に住んでいる人にとっては特に土の恵みを味わうべきです。

この五人の名医全員に一度に出会えるのが森林浴です。

私の住んでいる宮崎市から30分のところにある綾町には国内最大規模の広大な照葉樹林が広がっています。そこに「森林セラピー基地」があります。

「森林セラピー基地」は森の香りや空気の清浄さ、美しい森の色彩や景観などが人の生理に及ぼす効果について、医学実験による検証を終え、お墨付きを得ている森です。

森林浴

森林浴では聴覚・触覚・視覚・嗅覚・味覚の五感すべてを働かせることにより森林の癒しのパワーを感じて心身をリフレッシュします。天地のエネルギーを取り込み、人間が本来もっている生きる力を引き出すことができます。

思いっきり深呼吸して大気を吸いこみ、万物の生命の源である太陽の光を体いっぱいに浴びながら、耳を澄ませば、鳥、木の葉のざわめき、せせらぎの音などが混然一体となって奏でられる天然の交響曲、頬をなでてゆく心地よい風、裸足になって歩く土やせせらぎの水の感触、木々や花の匂い、樹齢何百年の巨木を両腕を回して抱いてみる。そして季節ごとに新緑や桜や紅葉が織りなす森や谷の景色。村上和雄筑波大学名誉教授のいわれるサムシング・グレート（Something great）に生かされていることが実感できます。

五人の名医によって生かされていることが感動をもって受け止められたら、人間の生命の流れが変わってくるのだろうと思います。どんな名薬より、森林のなかに立っていると、それだけで癒される力が湧いてきます。

事実、森林セラピーに癒し効果があることやストレスホルモンが減少しＮＫ細胞の活性が高まり、がんと闘う免疫力が強まることが以下のように科学的に検証されています。

1. 森林浴でストレスホルモン（コルチゾール）が減少する。
2. 森林浴で交感神経活動が抑制され、副交感神経活動が高まる。
3. 2泊3日の森林浴でNK活性が高まり免疫能が上がる。
4. 心理的に緊張が緩和し活気が増す。
5. 森林浴で収縮期・拡張期血圧、脈拍数が低下する。
6. 森林浴により抗がんタンパク質が増加する。

㈱森林総合研究所等による、森林のもつ「癒し」効果の科学的解明に関する研究より「森林セラピーソサエティ」）

最も理想的な環境は、森林のなかにある温泉です。森林セラピーの効能に温泉浴の効能を加えることができるからです。温泉では、温泉浴だけでなく全身温冷浴、水浴、サウナ、足浴などいろいろな「水療法」を行うことができます。

温泉療法の効能はＨＳＰの増加など、本章の「サウナ療法」でふれた通りです。森のなかを歩くことで「運動療法」、「日光浴」もできます。裸足で土の上を歩いて「足心道」、天然の交響曲のなかで瞑想や呼吸法、気功、ヨガに取り組めます。定期的に森林浴に出かけ、五人の名医に癒してもらいましょう。

旅は心の最高の解毒剤

森林浴と同じようにストレスを解消し免疫力を高めるのが旅行です。旅は日常から非日常への切り替えであり、転地療養と同じ効果があります。

日本旅行業協会が行った「旅と健康」の関連を科学的に解明するための調査研究プロジェクトでは、旅行をすると心の毒であるストレスが減り、ＮＫ（ナチュラルキラー）細胞が増え、免疫力が高まったという報告がされました。旅は心身への癒し効果が絶大でがんや老化を予防する可能性もあることが明らかになったのです（２００1年7月5日読売新聞）。

温泉旅行に出かければ、温泉の力、旅の力、森林セラピーの治癒力があいまって最高の治療になるでしょう。なにより大事なことは、夫婦または家族と一緒に出かけることです。

幸福とは、「自分が大事にされている」ということを感じるときに抱くものです。

病気の親が子どもから、病気の妻が夫から、大事にされていることを感じるとき、「生きる意志」はさらに強くなるのです。幸福は自分のものとしてもっていれば小さくなります。分かち合うほど大きくなるのです。

私は、もし治療法を一つしか選べないとしたら、森林のなかにある温泉での湯治を選びます。そこには、三大療法以外は、心身を癒すための自然療法を行うすべての条件がそろっているからです。昔から行われてきた秘湯での湯治こそ、最高の治療法であることがわかります。

(8)日光浴(ビタミンD療法)でがん予防

もっと日光に当たりましょう。五人の名医のなかで特に忘れてならないのは日光浴です。皮膚がんの発生率は、オーストラリアの白人は10万人あたり年間800人、アメリカの白人203人と高いですが、これに比べて黄色人種は6・4人です。

日本人が紫外線を心配する必要はないのです。日光に当たるからがんになるのではなく、日光に当たらないことが発がん要因になるのです。

日光浴にがん予防効果があることが立証される研究発表が欧米で相次ぎ、日光浴とビタミンDの大切さが注目されています。日光に当たると、紫外線が皮膚に吸収されてビタミンD_3がつくられます。これががんの予防効果をあげる物質です。

特にビタミンD_3による予防効果がはっきりしているのは大腸がんと乳がんです。日光に当たる時間が少ない人は、食べ物からビタミンDを補給する必要があります。ビタミンDを多く摂るには魚類が最適です。

日本の国立がん研究センターによる「多目的コホート研究（ＪＰＨＣ研究）」の成果でも、ビタミンＤが少ないと直腸がんのリスクが高いことが明らかになっています（大谷哲也Br J Cancer. 2007）（『がん予防に実は「日光浴」が有効なわけ』平柳要）。

⑼イメージ療法

サイモントン療法～心理的免疫療法

米国のカール・サイモントン博士が理論づけた「サイモントン療法」の基本になっている考え方は、心身をリラックスさせ、がんが消えていく光景を思い描くところにあります。ビジュアライゼーション（視覚化）によって希望や安心感を得、〝生きる意志〟、〝病気と闘う意志〟を強くもつことができれば、その結果として体内の免疫能が強まり、内分泌活動も正常になり、がんという異常細胞の発育を抑え、あるいは退縮させることが可能になるはずだという心身相関理論です。

心理的介入によって免疫能を強めようとする「心理的免疫療法」とも呼ばれます。

イメージは、現実にはそこに存在しませんが、頭のなかに描かれるものです。イメージとは「想像力」であり、「視覚、聴覚、嗅覚、味覚、触覚、運動感覚などを生み出したり、活用したりする思考のプロセス」でもあり、「知覚、感情、体をつなぐ通信媒体」です。想像力の威力は絶大で、健康に対して否定的な力を及ぼし、病気になることはよく知られています。しかしその逆も真実で、想像力は病気を癒す偉大な治癒家でもあります。

このようにイメージは体に大きな影響を与えることができるので、がんのような生死にかかわる病気の場合に威力を発揮してくれるのです。プラシーボ（偽薬）効果は想像力によって起きます。患者を生かしたり殺したりするのは、がんという診断そのものではなく、それに伴う期待感やイメージです。この想像力を意識的に使って病気を治そうとするのがイメージ療法なのです（『自己治癒力』ジーン・アクターバーグ）。

イメージングとは、心に光景なりイメージを思い描くことです。

ノーマン・ピールはイメージングを「一歩つっこんだ積極思考である。目標を漠然と夢見るだけではない。祈りにも似た非常な集中力を用いて目標を『見る』、すなわち、必ずそうなると思ってありありと思い描く。想像力のレーザー光線、あるいは精神力光線といえよう」と表現しています（『人間向上の知恵』）。

無意識の心に刻印されたことは形をとって現れる

「人間の心は意識する心と潜在意識からなっており、私が潜在意識に刻み込むことはどんなことでも必ず現実の形をとって現れるようになる。だから私の意識する心を常に最善の期待で満たしておかねばならない。そうすれば、私の潜在意識は、私が習慣的に考えていることを忠実に再現してみせてくれるだろう」(『眠りながら成功する』ジョセフ・マーフィー)。

朝、目がさめるときや、眠りに入るときに「私には治る力がある」というような自己暗示の言葉を繰り返したり、治るイメージを思い浮かべて、無意識のレベルに到達させるようにします。「無意識の心(潜在意識)は繰り返すものに反応します。自分に健康と治癒への信念を繰り返し言い聞かせていると、無意識の心がそれを吸収して、そこから治癒のメッセージが全身の組織や器官に伝えられるのです」(ワイル)。

マーフィーやワイルがいうように、がんと闘うには、「がんは治る」という肯定的な考えを、繰り返し何度も植え付ける努力を続けなければなりません。絶えず肯定的な考えで心を満たせば、治癒が起こります。治癒力は私の潜在意識のなかにあります。

いつも「がんは治らない」という否定的な考えをもっていれば、そのごとく肉体に現れて来ます。その逆も真です。確固たる積極的な態度、考え方すなわち、信念が潜在意識に働きかけて治癒力を起こさせてくれるというのです。

私たちが、がんについて不安を抱くとき、ネガティブ・イメージング（想像）をしています。がんがどんどん悪くなり、途中どのような症状が出て、最後はどうなるという光景を想像力たくましく否定的に描くのです。

がんに対して不安、心配、恐怖を抱くことは、心が恐ろしいイメージ（想像）に支配されているということです。すでに負けた自分をイメージしてしまうのです。

私が入院したとき、まずがんに対する否定的なイメージを打ち砕くことから治療が始まったのは、このような理由からです。サイモントン・テクニックで不安を克服し、積極的イメージングを続けましょう。

サイモントン・テクニック

このテクニックは次頁から紹介する文章を自分で録音したテープを聞きながら行います。最善の効果を得るには1日に3回規則的に繰り返して実施することが大切です。

深呼吸してリラックスする

まず初めに体を楽な状態にします。目を閉じて息を深く吸って次に静かに吐きます。それを何回か繰り返します。そして息を吐きながらこれまでに心や体のなかに溜まっている緊張を一緒に吐き出してください。その緊張を体の外に吐き出し、体のエネルギーが自由に建設的に活動できるような状態にさせるのです。全身をすっかりリラックスさせ、体中の緊張をほぐします。

体全体がリラックスしたら、今度はどこかきれいな自然に囲まれた川のほとりの芝生の上に横たわっている情景を想像します。川の流れのせせらぎが耳に聞こえてきます。川の流れの状態をできるだけはっきりと思い浮かべるのです。するとそれだけで実際にそこにいるような感じになり、体もすっかりリラックスすることができるのです。

がん細胞のイメージを描いてみる

以下の文章をテープに吹き込んで聞きます。

『第一に、どんな形でもいいですから、あなたの体のなかにあるがんの細胞を視覚的に頭のなかに描いてみてください。

ときに、私たちはがんという病気について多くの間違った考えをもっています。その一つは、がんの細胞は非常に強力であるという考え方です。実は、それは必ずしも正しい考えではありません。がんの細胞は強力であるどころか、むしろ、その力は微力です。

また、混乱した細胞です。がんの細胞はホストの役割を果たしている私たちの体の健康が弱くなったときに発生、成長し、腫瘍をつくり出すのです。あなたの体のなかにあるがんの細胞は、あなたの体が弱くなってしまったことによって発生したものであるということを、まず確認してください。

さあ、それでは、あなたの体のなかにあるがんの細胞を頭のなかにはっきりと視覚的に描いてみましょう。生のハンバーガーのかたまりのようなもの、あるいは赤い色のレバーのようなもの、なにか肉のかたまりのようなものに見えるかもしれません。そして、がんの細胞の一つ一つが黒い点をしていて、それが肉の部分を薄黒く彩っている。いずれにせよ、そのがんの細胞自体の力は非常に弱いものであることを忘れないように。

そして、がんに侵されていない細胞が健康な状態に戻ることができるような態勢を、頭のなかにしっかり描いておくことが大切です。あなたの体の細胞が健康な状態に戻れば、がんの細胞を破壊できるのです。

放射線ががん細胞を一斉射撃しているイメージ

次に、もし、今がんの治療を受けているのなら、その治療の状況を頭のなかに描いてみましょう。もし、放射線治療を受けているならば、その放射線によって放たれる小さな無数のエネルギーががん細胞を一斉射撃している状況を描くのです。放射線はがん細胞と同時に、健康な細胞にも注がれます。

その場合、一時的に傷害を受けますが、健康な細胞はすぐに回復します。

しかし、がんの細胞は破壊されたら元に戻れないのです。健康な細胞のように回復する力をもっていないのです。放射線治療が効果があるのは、このような人間の細胞の仕組みを利用するからです。

そこで、放射線ががん細胞を一斉射撃している状況をはっきりと頭のなかに描くことにより、その放射線による治療の効果を増強することができるのです。

もし、化学治療を受けているのでしたら、その薬が体内に吸収されていく状況を頭のなかに描いてみましょう。その薬が血管に入っていく状況を描きます。

がん細胞は、同じように血管を流れる血液から必要な養分を吸収します。薬は、このがん細胞を殺す毒のような働きをするのです。その場合に、ふつうの細胞は強力ですから、この毒薬の影響を受けても大丈夫です。

これに反して、がん細胞は弱く、その毒薬の影響で死んでしまい、やがて、体外に排泄されます。そこで、薬ががん細胞の一つを殺していく状況を、はっきりと頭のなかに描くのです。そうすることにより、あなたが受けている薬物療法と協力し、その効果をいっそう増強することができるのです。

白血球に攻撃されるがん細胞を思い描く

さて、最後の、そして一番大切な段階として、あなたの体内にある白血球の動きを頭のなかに描いてみてください。白血球は異常な細胞を排除することのできる、あなたの体のなかに備えられている軍隊のようなものです。

しかも、それは強力な軍隊です。その軍隊が異常な細胞を見つけ、それを攻撃し、破壊する状況を頭に描くのです。無数の白血球の一群が、がん細胞に襲いかかっている状況を明確に想像します。この無数の白血球にがん細胞は次々とのまれてしまいます。

ところで、がん患者の体内の白血球は異物を破壊する力を失ってしまったというよりも、攻撃することを中止してしまっている状態にあることが問題なのです。ちょうど心理的に抑うつ状態になった人がなにもする力がなくなってしまうように、白血球が抑うつ状態になってしまっているのです。

そこで、そのエネルギーをなくしてしまった白血球を元気づけてやるのです。頭のなかでこの白血球を応援してやるのです。力を回復した白血球ががん細胞をのみ尽くし、破壊してゆく状況をはっきりと頭のなかに描くのです。

そして、破壊されたがん細胞が肝臓や腎臓を通して体外に排泄されていくのです。このようなプロセスが繰り返されていくうちに、がん細胞がだんだん縮小していくという状況を描きます。

このエクササイズを繰り返すことにより、必ず気分も体も楽になることを期待できるのです。

あなたの人生における目標をもう一度、はっきりと見つめ、人生においてなにが大切であるかを考え、その大切なものに関心をもちましょう。あなたの健康にとって大切な事柄、人生を生き続けていくうえで大切な事柄を、しっかりと見つめ直してみましょう。それも、頭のなかに、はっきりと具体的に描いてみるのです』(『もう一つのがん療法』近藤裕、日新報道)。

NHKスペシャル『人間はなぜ治るのか』シリーズ第3回目(1993年放映DVD)では、サイモントン療法とそれを応用して脳腫瘍を克服した少年が紹介されています。
●ワイル博士の『ナチュラル・メディスンCDブック』は、呼吸法と組み合わせたイメージ療法を実践するのに最適の手引書です。

⑽断食療法

断食には次のような効果があります。
①臓器を休ませる・働きすぎの内臓をリフレッシュする。胃や十二指腸、大腸、すい臓、肝臓、腎臓は、断食をすると休息を与えられてきれいになります。炎症が起きていた組織は再生され、栄養素をよく吸収するようになります。
②病気を早く治す。断食中は、食べ物を代謝するために費やされていた体内の莫大なエネルギーが、免疫系と組織を再生するためのプロセスに回されます。
そのため、弱くなっていた組織から有害物が取り除かれるほか、腫瘍やポリープになりかかっていた病的な細胞が正常な細胞に戻るためのチャンスが与えられます。

断食によって体を解毒に専念させ、酷使乱用してきた消化器官に休みを与えてみましょう。過食による悪循環を断ち切るのです。

③断食するとミトコンドリアが増える。エネルギーをつくる能力をアップさせます。

いいとわかっていてもだれもやりたくないのが断食ですが、治療がひと段落し、身体的にも精神的にも余裕が出てきたら、このような効果が出ることを期待し、「体の清掃」のために挑戦してみる価値はあります。

当然のことですが、治療の真っ最中の人や、体重が減った人はやってはいけません。初心者は、最初は朝食抜きやジュース断食から始めたら無理がありません。

それから1日断食などに進みます。やろうと思えばどんな治療法より断食ほど簡単に始められるものはありません。食べるのをストップするだけなのですから。ただ1日断食でも簡単ではありませんから、断食に必要なのはやりぬく決意だけです。

私が入院中に21日間のジュース断食をしたとき、がんの死骸が出てきた体験があります。この体験が断食に対する確信を与えてくれました。

「ジュースの力」を再確認するために、真夏に43日間、真冬に21日間のジュース（野菜＋果物）だけの断食をしたことがあります。ジュースだけでもなんの問題もなく元気にふつうの生活ができます。

「食」を断つことがもたらしてくれる利点は、体への影響だけではなく「心」に対してショックを与え、見えなかったものが見えるようになる「気づき」をいろいろ与えてくれることだと思います。人はパンだけで生きているのではないということ、霊的な存在であることもよくわかります。

⑾生きがい療法

生きがい療法〜他の人のために生きる

患者に積極的な行動をとらせるようにするには、患者にはっきりした新しい人生の目標を立てさせるのが一番いいのです。将来の目標を立てさせて、自分の生きる理由を明確にします。目標を立てることは、自分を生きる方向に改めて向け直すことです。

目標設定と切り離せないのがイメージングです。目標がすでに達成されたというイメージを描きます。人は想像した通りのものになれる。ですから、健康を回復していく自分を想像するのです。

逆に、自分ががんに負けていく光景を思い描けばそのようになっていきます。実際に、目の前の治療そのものに追われ、心は不安や絶望感にさいなまれ、暗い将来しか想像できなくなってしまうことがあります。

希望を見出すと、将来を見る目も変わってきます。あきらめかけていた人生をやり直そうという思いになります。強い生きる意志はどこから出てくるのでしょうか。

サイモントン博士によると治療効果が良かった人たちには共通点がありました。それは、いずれの患者も「非常に強力な生きたい理由」をもっていたことです。

また、「病状が好転したのは、自分の生きる目標に強く執着しているため」と考えていました。

生き続けたい理由や目標は子どもが結婚するまで生きたいとか、孫が生まれるまでとかいろいろです。

目標がなんであれ、それがその患者の生きる意志を強める意味をもっていたということです。がん患者が健康を回復するためには、是が非でも重要な目標を達成したいという気持ちが必要だということがわかります。

患者が目標を決めることで、自分のエネルギーを注ぎ込む目標が決まります。目標を決めることで、患者に生きる理由を明確にさせます。

そして、がん克服に向けて積極的な行動を起こすようになります。目標がないと成り行きに任せることになるのです。目標を設定することにより、行動療法や生きがい療法が生まれます。

テリー・フォックスに続け

生きがい療法とは、死の不安を克服し、主体的にがんと闘い、なにかの目標に向かって、その実現のために最善に生きることと、「人のためになることを実践する」ことに生きがいを見出すことを教える療法です。その手本を示してくれたのがテリー・フォックスです。

彼は18歳のとき骨肉腫で右足を失い失意の日々を送っていましたが、多くの幼い子どももがんで亡くなるのを目にし、がん患者のためになにか役に立てることはないかと考えました。

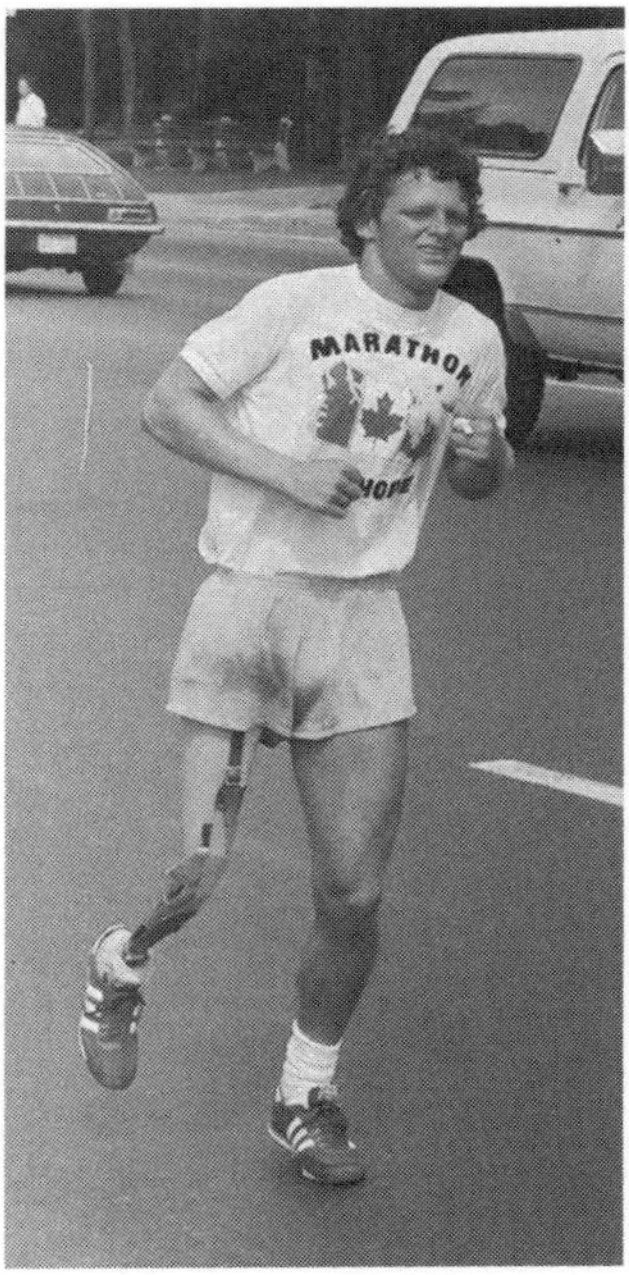

テリー・フォックス

そして、1980年がん撲滅のための研究資金を集めるため、義足でカナダ横断マラソンを開始しました。毎日フルマラソンと同じ42キロメートルを走り続けたのですが、143日目5373キロメートルを走ったところで命尽きたのです。

彼は1981年22歳で亡くなりました。目標額は100万ドルでしたが2430万ドルが集まりました。これは、カナダ国民2400万人が一人1ドルを寄付したことになる額でした。

テリーの「他の人のために生きる」精神こそ、私たちが相続すべき生きがい療法の精神です。

私は折に触れてテリーが実際に走ったときの映像を見て、心を奮《ふる》い立たせています。

生きがいとは、周囲の人のために役に立つ生き方をすることであり、また、周囲の人から自分の存在価値を認めてもらえることにあります。治癒系のスイッチが入るのは「他の人のために生きる」ときです。

8 生かされていることへの「気づき」と人生観の転換を

「治癒システム」のスイッチを入れよう

私はこれまで追求してきた一つのテーマがあります。それは、ワイル博士がいうところの人間が本来もっている「治癒システム」に、どうすれば「スイッチ」が入ってがんの自然退縮をも引き起こすような治癒が働きだすのだろうか、ということです。そして逆に、そのスイッチが入るのを邪魔しているものはなにかについても考えてきました。

人間には「やる気」を起こすスイッチもどこかにあるらしく、そのスイッチが入るととたんに本気になって目標に向かって走り出します。同じように、なにが自分の治癒システムのスイッチをＯＮにし、なにが「生命の躍動」を起こすのだろうか、このことを私たちは絶えず自問しながら、がんと向き合わなければならないと思います。スイッチの入れ方を探し続けるのです。そのスイッチを入れる秘訣が「心」にあることは確かです。

病いは〈関係のゆがみ〉である

近藤裕先生は『医者に行く前に気づく本』のなかで、人間の病いは「関係のゆがみ」の表れと定義されています。つまり、心と体の関係のゆがみ、人と人との関係のゆがみ、自然との関係のゆがみ、生命の根源（神）との関係のゆがみが人を病んだ状態にします。

こういう「関係のゆがみ」が病いをもたらすのであれば、その関係の修復が病いを癒すのではないでしょうか。「つながり」こそ癒しの基盤であり核となるのです。病んでいる人は、自分の病気が「関係のゆがみ」によって生じていることに気づく必要があります。

患者さんががんになった理由を考えるとき、がんは一人でつくったものではなく、夫婦間の葛藤、嫁と姑問題、親に愛されなかった寂しい生い立ちなど、きっと家族のなかの「関係のゆがみ」が大きくかかわっていたことに気がつくはずです。

私の主治医であった小林先生は、病気の原因になる家族関係や家庭の事情を「家族病理」と呼んでいました。がんは単なる個人の病気ではないということです。家族の間に「関係のゆがみ」すなわち、「発がん人間関係」があってできたのであり、患者が一人でつくったのではありません。妻ががんでも、夫婦で一緒につくったのです。

夫は妻に「お前の病気はお前がつくったのだからお前一人で治せ」などといってはならないのです。発がんの背景には家庭環境・家族関係・生育歴がみなかかわっています。

家族病理の解決こそが治癒へのカギに

患者にとって、家族の問題が解決されていないことが一番の障害になっているということを私も実際に多くの患者さんと接して確信するようになりました。

大変な危機のときこそ、しっかりと結びついていなければならない家族なのに、夫婦間の会話がなかったり、家庭内離婚の状態だったり、悩みや心配があっても相談できず、苦しい体の状態を理解してもらえなかったり、がん発病の引き金になった状況をそのまま引きずりながら闘病している患者さんに多く会いました。

一人で悩みながら一人で闘っている方も多くいます。患者さんのなかには、夫や家族に見放され、だれも見舞いに来てくれず、寂しく闘病している患者さんも周りにいました。これでは心を闘病に集中することができないし、積極的に「生きる意味」も見つけられないのです。

心のなかにわだかまる恨み、敵意、怒り、寂しさ、ストレスなどの「しこり」（マイナスのエネルギー）が目に見える形で現れてきたのが体のしこり（がん）です。

ですから、私はがん患者さんに、なにをしたら自分の心が解放されると思うか、がんを生み出した一番の原因と思われるもの、そして闘病中の今も一番心を悩ましていることを見つけるように薦めるのです。それは、これが解決されたら自分のがんは消えるのではないかと思えるようなしこりのことです。

小さいころからの自分の一生を振り返るとき、やはり一番考えるのは、夫婦間の関係と親子の関係についてではないでしょうか。これらの関係を振り返るとき、多くの人が共通して思うことは、「愛されなかった」という恨みや悲しみと「愛せなかった」という悔やむ思いです。特に強いのが「愛されなかった」という恨みです。

これは、「がんを引き起こす心理状態」の項（54〜55頁）で触れたように、がんの発病そのものにもかかわっています。こうした愛にまつわる恨みつらみの問題こそ、闘病で避けて通れない大切なことなのです。

友人のK子さんは、夫婦関係がこじれがんになりました。

何度も離婚しようと思ったけど、それだと自分も夫を「愛せなかった」という悔いが残るので、愛する闘いを続けたというのです。乳がんの末期で動くこともできなくなり、あと3ヶ月の命といわれてホスピスに移りました。

1ヶ月たったころ恐る恐る電話をかけてみると、「今日、ホスピスを退院するの」と元気な明るい声が返ってきました。なにが起きたのかと驚いて聞いてみると、それまで非常に仲の悪かった御主人（これが発がんの原因と考えていた）が、毎日毎日見舞いに来て『許してくれ、愛してるよ』といいながら、ハグをし、キスをしてくれた。これでそれまでの恨みも消えて元気になってきたというのです。

愛の力が癒したのです。家族病理が治癒を妨げる最大の障害となっていることを実感します。そしてそれが解決されると奇跡的な治癒が起きる例です。生きる喜びを見いだせるような心の変化が治癒のメカニズムのスイッチを入れたのでしょう。

病気の意味を考えるとき、仏教では「代受苦《だいじゅく》としての病」と教えています。代受苦（獄苦代受）とは、人に代わって苦しみを受けることです。

多くの日本国民は3・11東日本大震災の際、震災で亡くなった方や被災された方たちは、本来私が受けていたかもしれない痛みや苦しみを、代わりに受けてくれた「代受苦者」だと受け止めたと思います。だから「絆」が生まれました。

これは家庭でも同じです。障害のある子どもは大人たちの苦しみを代わって受けているのです。現在、病苦を背負っている者は、自己の責任において苦を多く背負ったのではなく、私の代わりに家族全体に代わって苦を受けているのです。

私の病は家族の病であり、家族の病は私の病だ。家族のなかでだれかががんになったとき、このことに気づくならば、もっと優しくなれるし、それまでよりもっと思いやりのある夫婦関係や親子関係が築けるはずです。あらゆるものは癒し合う関係にあることに気づかなければ、家族病理を癒すことはできません。

患者本人だけに目を向けるのではなく、患者の家族まで治療の対象に含めるのです。そうすることによって、再発予防も可能となります。

家族の励ましと祈り

入院中に読んだがんの自然退縮例のなかの一つが今でも印象深く思い出されます。五人の息子を苦労して育てたお母さんが、5番目の息子が就職してやっと苦労から解放されたとたんに自分ががんになり、あと3ヶ月の命と診断されました。

母の苦労に初めて気づいた息子たちはお金を出し合い、母親に人生の最後を温泉と旅行で楽しく過ごしてもらおうと思い、両親に3ヶ月間の温泉旅行をプレゼントしました。夫婦一緒に旅行できたのも初めてでした。3ヶ月後に旅行から帰ってきたときには、母親のがんは消えていたのです。

このお母さんの治癒システムを働かせるスイッチは、どのようにしてONになったのでしょうか。その秘訣を私たちは、この話からいろいろと学ぶことができるのではないでしょうか。

ワイル博士は『ナチュラル・メディスン』のなかで、自転車やオートバイの事故で頭に重傷を負って、回復の見込みがほとんどない子どもたちをたくさんみてきた看護師さんの話を紹介しています。病室の外には臓器移植チームが待ちかまえているほどの状態の子どもたちのなかから、これまでに12人が、医師の驚きと臓器移植チームの困惑をよそに、完全に回復したというのです。

「彼女によれば、回復した12人は全部メキシコ系の子どもたちで、白人の子どもが回復した例は1件もない。その違いは、メキシコ系の場合は必ず、大勢の家族がベッドを取り囲み、子どもに話しかけ、神に祈るというふうに、常に肯定的な言葉による刺激を与え続けていたのに対して、白人の子どもはいつも一人っきりでベッドに横たわっていたということでした。

昏睡状態の患者にも常に話しかけ、無意識の心に刺激を与えたことが、医学的にはあり得ないような治癒反応を呼び起こしたのです」

応援団はにぎやかで多いほどいいことがわかります。

患者はいつも積極的、前向きでいられるわけではありません。順調に治療が進んでいても、痛みが出たり、具体的な検査の結果を見て、不安は一気にふくれ上がり、すぐ弱気になったり、悲観的になり、なんでもマイナスのほうに考えがちになってしまうのです。
私は、がん増殖や転移のスピードに、治療が追い付けるだろうかということが一番の不安でした。不安、絶望感、死の重圧感などが、どんなに追い払おうとしても押し寄せてきました。

絶望的になったとき、家族の支えが一番重要です。「必ず勝てる」と希望的になったかと思うと、「やっぱりだめか」と絶望的になったり、確信と不安、生と死という二つの思い、二つの力がいつも闘っているのです。それは熾烈《しれつ》な精神的霊的闘いです。

家族もそうした患者の揺れ動く気持ちを理解できないと支えられません。とても一人では闘えません。共に闘ってくれる人が絶対に必要です。不安や悲しみは分かち合える人がいれば半分にも3分の1にもなり、喜びは倍になるのです。

気づいてみれば「笑い声の絶えない明るい家庭」が一番のがん予防の基地だったということです。「暖かい家族団欒《だんらん》」「心からの笑い」「見返りを求めない愛」が「家族病理」を癒す道です。

がんを生み、闘病のブレーキにもなる家族病理にまで踏みこんで解決できたとき、本当の治癒が始まるといえるでしょう。

気づき

同室に入院していた社長夫人の患者さんたちがよく次のようなことをいっていました。「だれかこの〝痛み〟を取り除いてくれるならば、ダイヤも毛皮も全部あげてもいい」「体重が減るのをとめさせ、体重を1キロずつでも買えるものなら、預金も証券もいらないわ」「ものが自由に食べられるなら、なにもいらない」「がんと縁が切れるならば、会社も土地も家もいらない！」

このように叫びながら、死ぬときはなに一つもっていけないで亡くなっていく患者さんたちを見ていると、人生とはなんだろう、一番大切なことはなんだろうかと考えざるを得ませんでした。

人間は、地位、財産、力、知識、職業、学歴、容貌、ファッションなどで本当の自分を覆い、錯覚や虚像のなかで日常生きています。

しかし、人よりもたくさんの財物を集めたとしても、人より高い地位に上がったとしても一瞬の栄華にすぎず、死の門の前では一切合財《いっさいがっさい》捨てていかなければなりません。

死という絶対的な力の前にはすべてが無力となり、そうした虚飾が一切剝ぎとられ、裸の自分が露わになるのです。それまで大切だと思っていたお金や地位や会社などがそうではないことに気づくのです。

自分にとって最後の最後に「なくてはならないもの」とはなんでしょうか。人は病気を通して命の大切さや人の愛に気づいていきます。

私たちは、生命が与えられている間に気づかなければならないことが多くあります。なんといっても「気づき」の核心は、自分が「大いなる存在」（Something Great、神）に「生かされている存在」であることに気づくことではないでしょうか。

生かされていることにどれほど深く気づくか、また感動をもって受け止められるようになるか。気づきは、生かされ、生きていることの発見です。「気づき」とは見えなかったものが見えるようになる喜びであり、新たな発見であり、悟りです。

気づきは生きている証拠をつかむことでもあり、生かされている証拠をつかむことでもあります。気づきは、生きがいの発見でもあります。気づきには身近なことから、宇宙に至るまで膨大な内容が含まれています。

そのことに気づくと、謙虚な気持ちになり、日々の些細《ささい》なことから身の回りの出来事まで、自分を支えてくれる他者に、また人生を日々送れるということに、何事にも感謝せずにはいられなくなります。新しい目で自分と周りを見渡せるようになるのです。

それまで見えなかったものが見えるようになり、道端にひっそり咲く花を見てもその美しさに驚きの声をあげ、小鳥のさえずりを聞いても、頬をなでる風にも感動し涙ぐむほど、創造主に生かされていることの喜びと感謝にあふれて生きるようになります。

病気を肯定的に捉える

自分はなぜがんになったのだろうとだれでも自問するものです。自分の命が危ないという状況に追いこまれなければ気づかないようなこととは、どのようなことでしょうか。憂《う》さもつらさも腹立たしさも、心一つの置きどころといわれるように、大空にすむ月のかげも、見る人の心によって、楽しくも悲しくも、腹立たしくも眺められるものです。

病気を単に不幸とか悪と考え、否定的に受け止める者にとっては、がんはすべてを奪っていく憎いヤツですが、病気を自分の今までの生き方がゆがんでいたから、それを修正するために与えられた「警告」として肯定的に謙虚に受け止める人には、自己の成長に必要なものと受け止められ、多くの「気づき」をもたらしてくれます。

病気を人生の節目として、人生の洗い直しの時として、己の成長や自己実現のための病いとしてより前向きに肯定的に考えようということです。

ワイル博士は治癒に成功した人たちに共通するのは、「人生の大転換」をした人たちだと指摘しています。

「病気はしばしばわれわれを、解決したいと望みつつ無視してきた人生上の問題や葛藤にやむをえず直面させる。それらを無視し続けることは自発的治癒が起こる可能性を封じこめることにつながる。

治癒に成功した患者は自分の病気を、それなしには人間として成長することができなかったはずの、最大の機会つまり天からの贈り物だと考えるようになる。病気を不運だと考えたり不当だと考えることは治癒系の妨げになる。

病気を成長のための贈り物だとみなせるようになったとき、治癒系のブロックがはずれ、治癒が始まるのだ」（『癒す心、治る力』）。

私が入院中に、アンソニー・サティラロ博士が病院に来られ、先生の闘病体験を直接聞く機会がありました。

フィラデルフィア・メソジスト病院長だった博士は、第Ⅳ期の前立腺がんの宣告を受け、すでに、頭蓋骨や脊椎などに転移した末期がんを食事療法などで克服された方です。私は末期がんを克服した方にこのとき初めて会いました。

サティラロ博士は、「私は自分が他者、および創造主に依存していることに気がついた。その結果、自分が食べるものに、自分を支えてくれる他者に、また人生を日々送れるということに、感謝せずにはいられなくなった。利己心こそが自らの死に至る病いなのだ。その私に課せられた最大の課題は、与えることであった。過ぎ去ったときをあれほど浪費した私が、生命をこの手に返してもらい、そのことに気づくという贈り物を与えられた。私は自分に与えられたものを、そのまま与えようと誓った」と述べています（『がん――ある完全治癒の記録』）。

サティラロ博士にも、人生の大転換が起きていたことがわかります。

患者に精神的転換を起こさせることによって、実際に多くの患者を奇跡的治癒に導いているバーニー・シーゲル博士は、「奇跡的な回復をした患者は必ず、愛にあふれ充足したライフスタイルを求めて劇的な変化を遂げている。

回復は偶然ではない。幸運でもない。彼らはみずから判断し、みずからの生き方を変えた。そして、恐怖に打ち克つ方法を学び、生きつづける理由を見つけた。愛を育て、生きることの意味を見出した。愛が人生を価値あるものにする」と述べています（『生還、死に直面した十一人の記録』）。

私が入院中、先生から「あなたの体のなかのがんに感謝しなさい。がんのことを考えたら、ありがたくてはらはらと涙が出るくらい、感謝の気持ちをもてるようになれば、がんも自分の使命は終わったと思っていなくなるでしょう」といわれて驚いたことがあります。

私がこのような境地に至るには長い時間が必要でした。

「がん子さん、あなたが私に伝えようとしたメッセージはもう十分伝わってますよ。あなたのおかげで、これまでの人生を反省し、新しい私になって新しい人生を再出発することができるようになりました。ありがとう。もういていただかなくても大丈夫ですから、どうぞおひきとりください」

がんになる前とがんになった後とでは、人生（ＱＯＬ）に大きな転換があり、まったく違った人生が始まりました。

最終的には、「がんになって良かった」といえる「悟り」の境地に到達できたかどうかです。そうしたら、がんから大きな贈り物を得たことになるでしょう。

実存的転換

このように奇跡的回復を成しとげた人たちは、ある瞬間、残された時間はこんなに少ないのだから、怒ったり絶望してもどうしようもない、と考え方を転換し、恨みも絶望も忘れ、そこから抜け出して人を愛せるようになったのです。

死の恐怖にうちひしがれることなく、自信をもって自分の運命を自分で決めたのです。がんになったことを契機として、例外なく自分を見つめ直し、心機一転して生活を改めた人たちです。それまでのストレスを溜め込む性格から、明るく積極的な性格に転換できた人たちです。

自然退縮を起こした患者をみると、例外なく、がんになっても新しい生きがいを発見し、すべてに感謝し、神と出会い、意欲をもって新しい人生を送っています。

生き方を大きく変えることは難しいことであり、大きな苦痛をともないますが、彼らは治癒を探る過程で、生き方を大きく変える必要があることに気づいたのです。

がんの自然退縮を研究した米国の精神科医ゴダード・ブースは、自然退縮した患者には共通した精神的な大転換があったことを指摘し、それを「実存的転換」（existential shift）と呼びました。奇跡的治癒は外から来るのではなく、自分の内から来るものであり、患者の大きな精神的転換が奇跡的治癒の背後にあったのです。

実存的転換とは人生観が急激に大転換し人間の本来のあるべき生き方に還ることです。日々を充実した感謝の日々に転換しています。

ジーン・アクターバーグは「自然退縮は、人生に劇的な変化が生じたとき、あるいは、熱狂できる人生に出会ったときに起きる」と表現しています（『自己治癒力』）。

最善を望みながら最悪の事態に備える

「だれでも『死』を直視するのは難しい。『死』を見るにはクッションとなるようななにかを人間は必要とするのではないか。それが病いではないか。病気を通して自分の死を垣《かい》間《ま》見る。病は小さな『死』となり、その小さな死の繰り返しの彼方に不可避の『死』を覗《のぞ》き見るのではないか。
病は神が人間に与えた死を見ることを可能にさせる眼鏡であるように思える。そして、死の可能性が高い病いであればあるほど、その病いは死を見る眼鏡としての役割を果たすのだと思う」（『がんを克服し生きる』近藤裕）
どのような状況にあってもいつも最善を望みながらできる限り道を探す努力をする一方で、同時に、「最悪の事態」に備えることも忘れてはいけないのが、がん患者の置かれている立場です。

がんは「死」を直視させます。死に直面させる病気であるからこそ、否応《いやおう》なしに、普段はあまり突き詰めて考えない人生の問題、いかに生きるべきかを真剣に考えざるを得なくなるのです。

それは、私の人生がこの世限りなのか、その先があるのか。〝われいずこより来たりて、いずこへ行かんとす、なんの事情ありて、この世に生まれ来しや〟という人生の究極の問題です。

この「永生」の疑問に最も真剣に取り組んだ一人がE・キューブラー・ロス女史ではないでしょうか。

私が若かったときはそうであってほしいという感じでしたが、この年齢になって女史の『死後の真実』を読んでみると、死ぬことは、さなぎが蝶になるという喩《たと》えのとおり、肉体を脱いで蝶のように自由に生きる「死後の生命」であり、人生がこの世限りではないことが実感として受け止められるようになってきました。

そして、映画『奇蹟の輝き』はこのテーマを扱い、まさにあの世に行って見てきたかのように映像化した傑作です。

がんは、私の人生を立ち止まらせ、ありのままの自分をじっくり見つめるための時間と機会を与えてくれました。

また、人生を振り返り、自分の人生を総点検し、反省し、将来に向けて再出発する準備の機会を与えてくれました。

死の脅威は、他のどんな教師も教えてくれないものに気づかせてくれる〝最高の教師〟といえるでしょう。

新しい自己の再創造

がん闘病の期間は、古い自己を脱ぎ捨て、新しい自己を再創造していく過程であり、いったん死んで、復活していく過程でもあります。

がんになる前と闘病の後とでは、もはや同じ自分ではありません。生まれ変わった自分を発見することができます。

私は絶対にあきらめず「絶対にがんを治す」という一念で闘いました。

「信じる」とは、聖書にあるように、「望んでいることを確信し、まだ見ていない事実を確認すること」です。

子宮にがんができれば、子どもを産むということはまったく絶望的になります。それでも、子どもを産む夢は捨てず、子どもがすでに産まれたイメージをいつも描き続けたのです。

宣告された日からがんとの闘いは死の終幕へ展開されると覚悟していましたが、事態は想像もしない方向へ展開していったのです。子宮は何度も切除されそうになりながら、生き残り、ついにはがんを追放し、さらに妊娠、そして双子の出産にまでこぎつけました。

神は私を、がんを通して死の境地とすべてを否定させるところを通過させることによって神により近づけるようにされたのです。

すべての訓練は、当座は喜ばしいものとは思われず、むしろつらく悲しいものと思われましたが、「過ぎてみれば愛だった」ことに気づくのです。

がんになったことをどう受け止めるか、それを通してなにに気づき、なにを学び、どのように挑戦し、どのように生きたかという生き方が問われるのだと思います。

そして、なによりも闘病を通して、親と子、夫婦、兄弟姉妹の関係が改善され、うそ偽りのない真実の愛でより強く結ばれるようになることこそ大切なことであり、価値あることです。それを得なかったならば、せっかくがんになって苦労した甲斐がありません。がんを通して再創造され、新しい人生と愛を得るのです。がんを通してもう一度、熱狂できる人生に出合いたいものです。

9 がん死を確実に減らす「第1次予防」

潜伏期に先手を打ってがんを成長させないようにすることが重要

がんになった人はみんな「まさか自分ががんになるとは思わなかった」といいます。三人に一人ががんで亡くなる時代になっても、なぜがん予防に真剣に取り組まないのでしょうか？

それはほとんどの人が「自分だけはがんにならない」と思っているからです。ですからがんの予防にもなんの関心も示さないのです。

しかし、自分だけはがんにならないと思っている人も、一度がんになったけどもう安心だという人も、だれでも毎日3000〜5000個の異常細胞が突然変異により生まれているといわれているのですから、当然自分の中にもすでに潜在している微小がんがあると考えて間違いないでしょう（『ガンは「生活習慣」が「遺伝」の10倍』）。

ですからがんがまだミリがん、ミクロがんの段階のときに目を向けて、その目に見えないがんが大きく育たないようにするにはどうすればいいのかと考えるのががんの予防なのです。

ところで、がんは短期間に現れてくる病気ではありません。1個のがん細胞が成長するには、9年〜何十年もかかります。この「ゆっくりと成長する」ということが予防する上

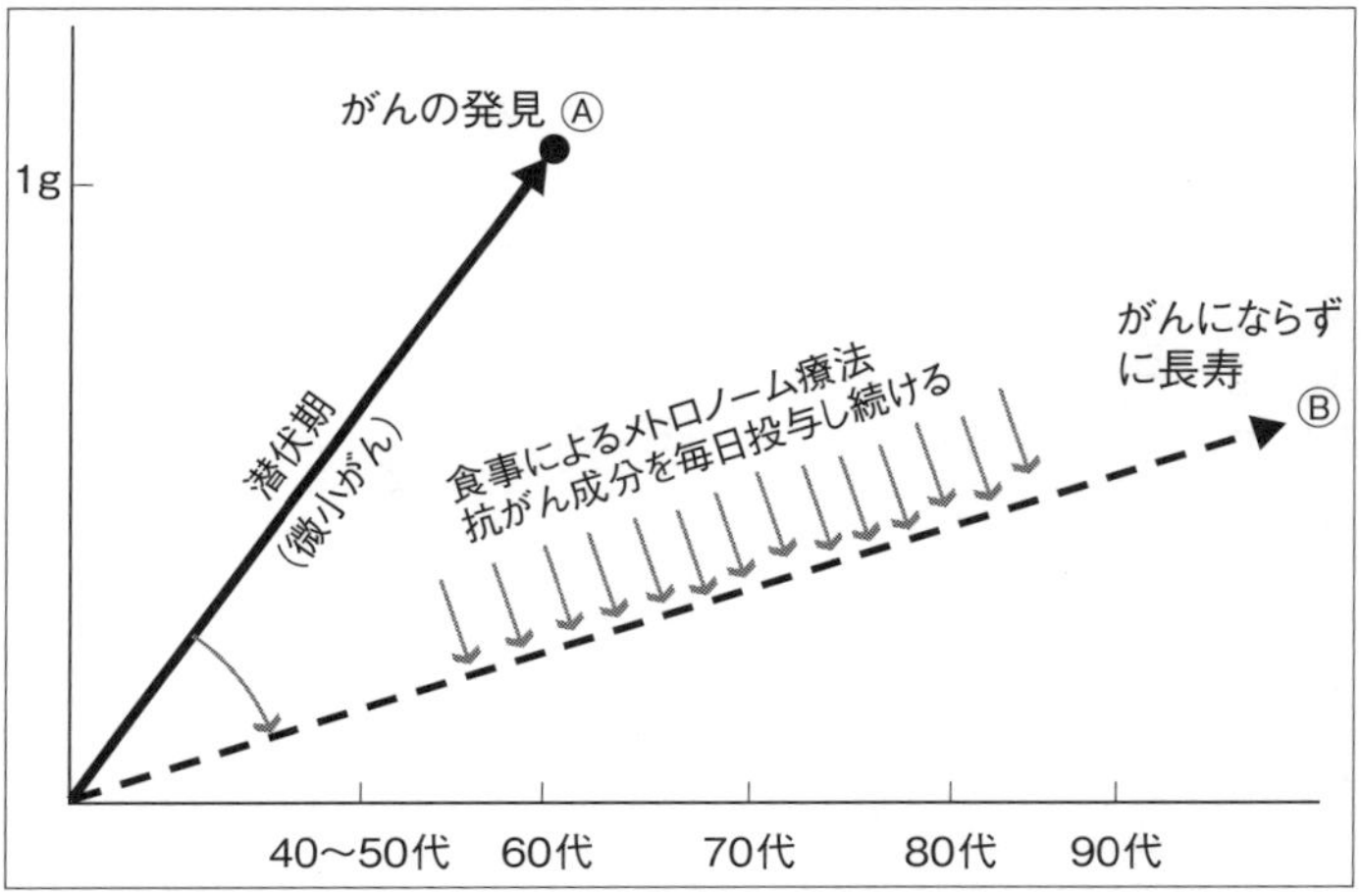

がんの予防

で極めて重要です。なぜなら、この長い期間、がんは非常に脆弱な状態に置かれているからです。

つまり、私たちにはがんの成長を阻止するために、介入することができる長い時間（チャンス）が与えられているということです。この潜伏期間が、がんの成長を阻止するチャンスなのです。

本当にがんを予防しようと思うなら、まだがんが微小がんで脆弱《ぜいじゃく》で強くなる前の時期が攻撃するチャンスであり、がんが頭をもたげてこないようにこの時期に先手を打って攻撃する必要があります。

がんサバイバー（元がん患者）も同じように転移形成期に徹底して介入してこそ再発を

阻止できるのです。

その一番の攻撃法、いい換えれば予防法は、食事による『メトロノーム療法』です。抗がん作用のある化学分子であるファイトケミカルを分子標的薬のように、食事を通して、毎日、絶えず切れ目なく「投与」して、がんに対して「爆撃」を加え続けていくのです。

がんがA（前頁の図）の方向に向かって成長しないように、がんがまだ微小がんの段階の潜伏期にあるうちに食事や運動などで介入することによって、できるだけ長期間微小がんのままにしておき、Bの方向へ向けさせていくことが可能なのです。

がんの潜伏期を長く延長させ発症を遅らせるのです。これががんの予防であり、再発予防も同じです。

遺伝子がまったく同じである一卵性双子であっても同じがんになる確率は大腸がん11％、乳がん13％、前立腺がん18％しかないのですから、環境要因が予防に大きくかかわることがわかります〈スウェーデン・デンマーク・フィンランドの双子のがん発生の追跡調査研究（Lichtenstein P, et al. Environmental and heritable factors in the causation of cancer--analyses of cohorts of twins from Sweden, Denmark, and Finland. N Engl J Med 2000）〉。

同じ遺伝子をもつ双子でも食生活をはじめとした生活習慣の違いによって一人はAの道、

もう一人はBの道をたどるような違いが出てくるのです。ですから生活習慣を変えることによってがんを予防することが可能なのです。

今からでも遅くない

がんは1981年から日本の死因のトップになりました。2010年には30万4500人に達しました。2011年から団塊の世代が65歳に移行していき、これから日本の人口構成はますます超高齢化していきます。

高齢ががんの一番のリスク要因であることを考えると、これからがんの罹患率《りかん》は急上昇し毎年新たにがんになる人が50万人から2015年には90万人に増え、2020年には死者は45万人になると厚労省は予測しています。

がんの死亡者数を減らすにはどうすればいいのでしょうか。当たり前のことですが、がんに罹《かか》る人の数を減らす以外にありません。

上流対策である「第1次予防」こそ大切

いくら下流でごみを一生懸命取り除いても、上流をきれいにしない限り下流はいつまでたってもきれいになりません。がん対策もこれと同じです。がんになった人を検診で早期発見・早期治療しようというのは「第2次予防」です。

国や地方自治体が推進しているがん対策は、いかにがん検診の受診率を上げるかということです。これは下流対策です。

がんそのものにならないようにする取り組みが「第1次予防」であり、上流対策です。第1次予防に取り組まない限り、がんの患者は増え続け、医療費は膨大なものになっていくでしょう。

NIH（米国国立衛生研究所）によると、米国では、がんと診断される人のうち、五人のうち四人が55歳以上の人です。

男性のがんにかかるリスクは、70歳になると、39歳のときに比べて27倍になり、女性のリスクは、70歳になると39歳のときと比べて13倍高まります。このように年をとるほどがんに罹るリスクは高くなります。

だからといってがんが増えた原因を、長寿社会になったから当然と考えると、本当の原因を見誤ります。がんは「生活習慣病」だということをはっきりと自覚しなければ、予防に取り組むこともできないでしょう。

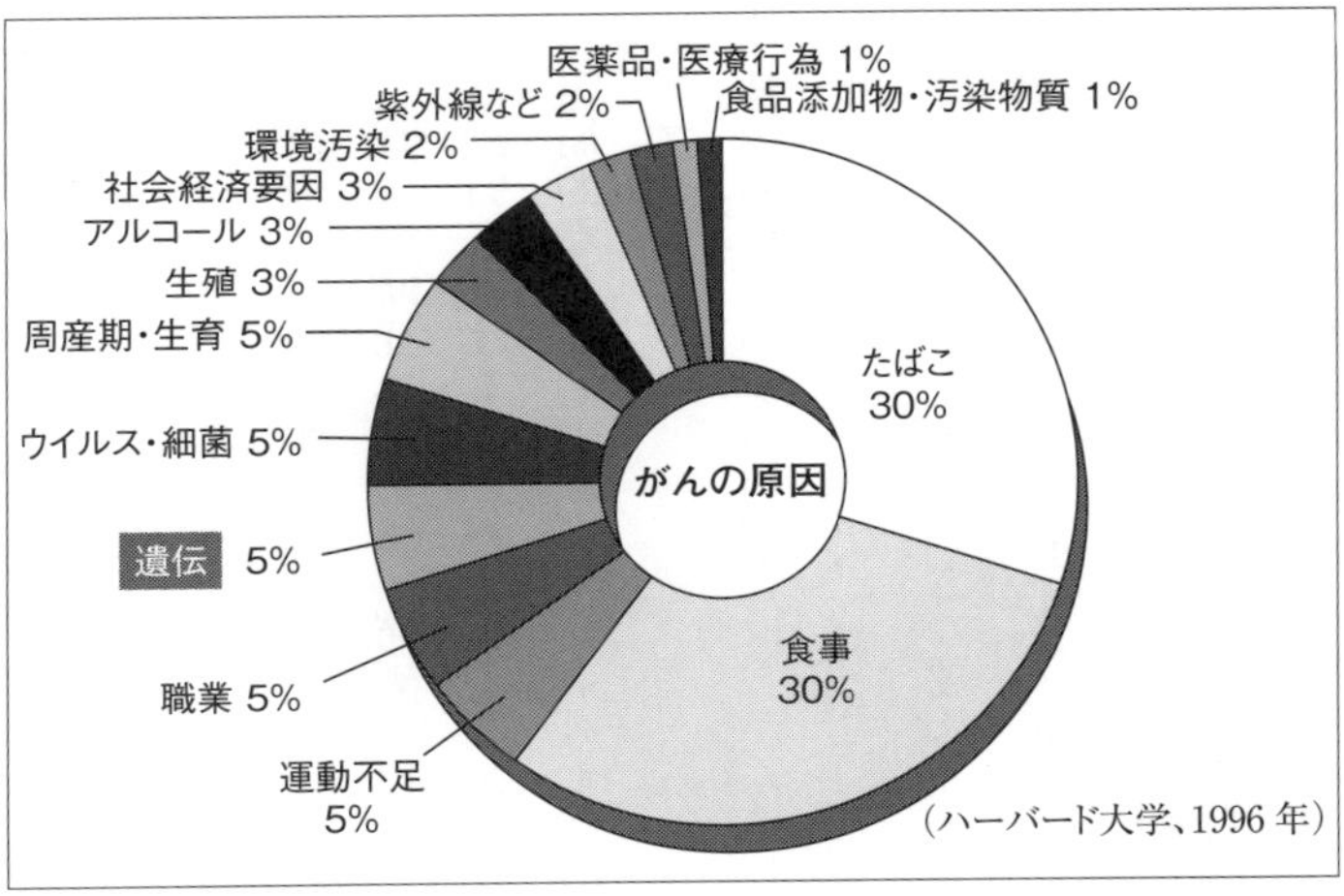

がんの原因（米国の場合）ー疫学研究に基づいた推定ー

食事と運動と体重のコントロールによって最も一般的ながんの3分の1は予防できるし、直腸がんは2分の1、乳がんは5分の2、食道がんと子宮内膜がんは10分の7は予防できることが、多くの研究からわかっています。

私たちの年齢はコントロールできませんが、がんリスクをコントロールすることはできます。がんリスクが高い50歳以上の人は、特にこのことに気づく必要があります。年を取ればがんになるのは仕方がないとあきらめていた人には朗報です。がん予防の行動を起こすのに遅すぎることはありません。

上図のグラフ（ハーバード大学発表1996年）を見るとわかるように、発がん原因のうちタバコ（30％）と食事（30％）、飲酒（3

%）、運動不足（5%）を合わせると68%を占めています。

タバコが肺がんの原因となることを初めて指摘したことでも有名なリチャード・ドール教授も、1981年にがんは35%が食事、30%がタバコ、3%が飲酒により引き起こされると発表しています。

これらの研究は、禁煙・節酒、運動と食事に気をつけることによって、がんに罹る率をほぼ70%も下げることができることを意味しています。

定期的な身体活動とプラントベースの食事（植物性の食事）によって予防できるものなのです。

具体的ながん予防の内容は、がん予防10カ条（第6章118頁参照）として提言されています。「もっと体を動かしなさい」とは、とにかく椅子から離れなさいということ。身体活動の不足ががんの大きな要因だからです。

「賢く食べる」とは、肉中心の食事から、野菜、精白しない穀物、豆類、果物中心の食事「プラントベースでホールフードの食事」に切り替えることです。そうすることによって、がんに罹る率をさらに確実に下げることができるのです。

いったんがんになるとたとえ克服できたとしても、闘病は本人だけでなく家族全員を巻き込み、肉体的だけでなく、精神的にも経済的にも長期にわたって苦しい期間を通過しなければなりません。

そのような大変な闘病を日々見聞きするにつけ、いつも痛感することは、がんになってからいくら頑張っても遅い、結局がんそのものにならないように予防する以外にがん死を減らす道はないということです。

どう考えても、逆立ちしてもこれ以外の結論はありません。

だれもが予防に取り組むべきだとしても、だれが予防運動の先頭に立つべきでしょうか。

それは、まずがん患者とその家族だと思います。

がん闘病の大変さやつらさを体験した家族だからこそ、真剣に真っ先に取り組めると思うからです。

だれかががんになったとき、それを家族みんなで勉強するいい機会ととらえ、同じ家族から再びがん患者を出さないように予防に取り組むべきなのです。

しかし、がんは生活習慣病であるという教訓を学ぼうとせず、家族が同じ生活習慣を続けていくならば、再び別な家族ががんになったり、本人が再発したりすることになります。妻ががんになっても夫がタバコをやめないとか、母親が乳がんになってから何十年後に娘が乳がんになるといったことをいつまでも繰り返していくことになるでしょう。

がんになったことがある人はだれもが、自分の子どもが将来同じような病気で苦しむことがないよう願うはずです。

そうであるなら特に一度がんになったことがある人は、まず自分の家族から再びがん患者を出すことがないように、家族全員で予防に取り組むように努力するのは自分の責務だと考えるべきです。

そうすることによって、がんを減らしていけると思います。

そこで私はがん予防は個人ではなく家族全員で取り組むことが大切だと考え、志を同じくする人たちとＮＰＯ法人キャンサー・フリー・ファミリー（ＣＦＦ）を設立しました。がんにならないライフスタイルを実践し、がんの「第１次予防」に取り組み、がんから解放された家族の輪を広めていく運動です。

がんの予防法はすでにほとんど確立されていますから、あとは、家族みんなでそれを学んで、がんになる人を出さないように実践するだけです。

がん死を減らすには予防に取り組む以外にないのですから、どんなに小さくてゆっくりであっても、「キャンサー・フリー・ファミリー運動」を地道に続けていきたいと思います。

がんだけが病気ではありませんが、がんにならない生活習慣を実践する運動を広めることによって、心臓病や脳卒中、メタボ、糖尿病などの生活習慣病も同時に減らしていくことができるはずです。

NPO法人キャンサー・フリー・ファミリー（CFF）連絡先
〒880-0817宮崎県宮崎市江平東町9-17　TEL0985-41-7277
長友　明美
NPO専用携帯電話090-1163-0880
Eメール　psoas@mbp.ocn.ne.jp
ホームページ　http://www.geocities.jp/whole_person_approach/

CFFは患者、家族の闘病を支援するサポートグループでもあります。がん克服の手掛かりを見つけるための『がん予防・闘病支援セミナー』を毎月開催しています。どなたでも会員になって会を支援し、運動に参加していただくことができます。

●全身免疫温熱化学療法が受けられる病院
内藤病院
〒830-0038福岡県久留米市西町1164-1　TEL0942-32-1212

参考文献

『がんのセルフ・コントロール～サイモントン療法の理論と実際』カール・サイモントン、創元社
『がんに効く生活』ダヴィド・S・シュレベール（渡邊昌監訳）、NHK出版　2009年
『自分でできる「ガン再発予防法」』福田一典、本の泉社　2006年
『LIFE OVER CANCER』Keith Block,Bantam Dell,2009
『FOODS THAT FIGHT CANCER』Richard Beliveau,McClelland & Stewart Ltd,2006
『「死の宣告」からの生還』岡本裕、講談社　2006年
『癌・温熱療法の科学』フランク・T・小林、東洋医学舎
『99%ガンを防ぎ、死なない方法』小林常雄、同文書院
『ガンを自分で治した医師の「ガン治し」本気塾』橋本豪、マキノ出版　2010年
『がんの統合医療』Donald Abrams & Andrew Weil（監訳:伊藤壽記）、メディカル・サイエンス・インターナショナル
『HSPが病気を必ず治す』伊藤要子、ビジネス社　2005年
『絶対あきらめないガン治療・30の可能性』伊丹仁朗、三五館　2011年
『奇跡的治癒とは何か』バーニー・シーゲル、日本教文社
『癒す心、治る力』アンドルー・ワイル、角川書店
『ひとはなぜ治るのか』アンドルー・ワイル、日本教文社
『がんは気持ちで治るのか!?』川村則行、三一書房
『自己治癒力を高める』川村則行、講談社

『自己治癒力』ジーン・アクターバーグ、日本教文社
『病は気からの科学』高田明和、講談社

『心療内科』『続・心療内科』池見酉次郎、中公新書
『自己治癒力の医学～実録・イメージ療法の勝利』P・ノリス／G・ポーター、光文社
『イメージの治癒力』マーティン・ロスマン、日本教文社
『内なる治癒力』スティーブン・ロック、創元社
『治る力』ウィリアム・プール、同朋舎出版
『こころの潜在力　プラシーボ効果』広瀬弘忠、朝日新聞社　２００１年
『こころと体の対話』神庭重信、文芸春秋　１９９９年
●ＤＶＤ　ＮＨＫスペシャル『人間はなぜ治るのか』１９９３年放映
『病は気から』宝島社　１９９４年

『新ビタミンCと健康』村田晃、共立出版
『ポーリング博士のビタミンC健康法』ライナス・ポーリング、平凡社
『ビタミンCの大量摂取がカゼを防ぎ、がんに効く』生田哲、講談社　２０１０年
『ビタミンCがガン細胞を殺す』柳澤厚生、角川SSコミュニケーションズ　２００７年
『ストレスと免疫』星恵子、講談社
『気の持ちようで病気になる人、なおる人』田野井正雄、河出書房新社

『がんはやっぱりストレスが原因だった』星野孝、主婦と生活社
『ガンになりやすい性格』中川俊二、主婦の友社
『ガンの感情コントロール療法』ローレンス・ルシャン、プレジデント社

『高麗人参の薬効の不思議』久保道徳、マキノ出版
『枇杷の葉温灸ツボ療法』神谷富雄、池田書店

『幸せはガンがくれた』川竹文夫、創元社
『ヨーガに生きる』おおいみつる、春秋社
『ガン勝利者二十五人の証言―私は栄養療法でガンを治した』今村光一、主婦の友社
『生還―死に直面した十一人の記録』ポール・ロード編著、日本教文社
『癒す力はあなたの胸に』エリザベート・リュックハイデ、春秋社　１９９９年
『ガン克服の条件1％の希望　１００％の決意』内藤康弘、メタモル出版　１９９９年
『励まし、励まされて～がんと闘って17年。私の学んだこと』高橋眞太郎、ぱるす出版　１９８６年

『ホリスティック医学の治癒力』帯津良一、法研
『ホリスティック医学入門』日本ホリスティック医学協会編、柏樹社
『生命のダイナミクス～ホリスティック・パラダイム』日本ホリスティック医学協会編、柏樹社
『自然治癒力を高める生き方』帯津良一、コスモトゥーワン　２００６年
『統合医療でがんに克つ』日本腫瘍学会、クリピュア

『統合医療の力』旭丘光志、実業之日本社　２００８年
『眠りながら成功する～自己暗示と潜在意識の活用』ジョセフ・マーフィー、産業能率大学出版部
『ナチュラル・メディスンCDブック』アンドルー・ワイル、春秋社　１９９６年
『がんも治る西式健康体操』山崎佳三郎、高橋書店
『驚異の癌特効療法ビタミンB17』ジョン・リチャードソン、みすず書房
『健心・健体呼吸法』村木弘昌、祥伝社
『最新食事で治す本　ガン編』ジーン・カーパー、飛鳥新社　１９９４年
『今あるガンが消えていく食事』済陽高穂、マキノ出版　２００８年
『長生きしたければファイトケミカルを摂りなさい』山崎正利、河出書房新社　２００３年
『ガンは栄養療法で治る』パトリック・クイリン、中央アート出版社　１９９６年
『乳がんと牛乳』ジェイン・プラント（佐藤章夫訳）、径書房　２００８年
『がん抑制の食品事典』西野輔翼、法研　２００３年
『がん予防食品』大澤俊彦監修、シーエムシー　１９９９年
『がんにならない食べもの』大澤俊彦、泉書房
『実践ビタミンサバイバル』牧瀬忠廣、ビジネス社
『葬られた「第二のマクガバン報告」（上・中・下）』（The Chine Studyの翻訳）コリン・キャンベル、グスコー出版　２００９年

『ガン患者は玄米を食べなさい—科学が証明した「アポトーシス&免疫活性」のすごいちから』伊藤悦男、現代書林

『京都府立医大のがん温熱免疫療法』吉川敏一、ＰＨＰ研究所　２０１０年
『がん休眠療法』高橋豊、講談社
『今あるがんを眠らせておく治療』高橋豊、主婦の友社　２０１０年
『使い方次第で抗がん剤は効く』梅澤充、ＫＫベストセラー　２０１１年
『医者に聞けない抗癌剤』平岩正樹、海竜社
『チャートでわかるがん治療マニュアル』平岩正樹、講談社
『切らずに治すがん治療』中川恵一、法研　２００７年
『がん治療を受ける前に知っておきたい55のこと』土屋了介・奥仲哲弥、エクスナレッジ　２００１年
『最高の医療をうけるための患者学』上野直人、講談社　２００６年

『ガンは夜中に進行する』田村康二、光文社　１９９８年
『ガンは「生活習慣」が「遺伝」の10倍』飯塚啓介、講談社　２００８年
『がん予防に実は「日光浴」が有効なわけ』平柳要、講談社　２００８年
『心臓病・糖尿病・がんの原因は「慢性炎症」だった！』生田哲、日本実業出版社　２００５年
『ミトコンドリアの力』太田成男・瀬名秀明、新潮社
『長寿遺伝子をオンにする生き方』白澤卓二、青春出版社　２００９年
『病は冷えから』石原結實、光文社

『腸内クリーニングの驚異』光岡知足、祥伝社
『がんのイメージ・コントロール法ＣＤ』川畑伸子著、同文舘出版
『人間向上の知恵』ノーマン・ピール、三笠書房

『笑いと治癒力』ノーマン・カズンズ、岩波書店
『医者に行く前に気づく本』近藤裕、日本教文社　２００３年
『がんを克服し、生きる』近藤裕、創元社　１９８８年
『自分で治すがん』朝日ワンテーママガジン⑦、朝日新聞社　１９９３年
『国立がん研究センターのがんの本　がんの予防』津金昌一郎監修、小学館　２０１０年
『がんになる人　ならない人』津金昌一郎、講談社　２００４年
『死後の真実』Ｅ・キューブラ・ロス、日本教文社　１９９５年
ＤＶＤ『奇蹟の輝き』（ロビン・ウイリアムス主演１９９８年）
『The Definitive Guide to Cancer』Third edition 2010,Lise Alschuler,Celestial Arts

ホームページ
●闘病記ライブラリー　http://toubyouki.info/
治療の体験記を病名から探せる。登録されている闘病記は約７００冊、表紙や目次を見ることができる。
●パラメディカ　ＯＮ-ＬＩＮＥ古書店　http://homepage3.nifty.com/paramedica/
闘病記と古書を定価の半額前後で販売している。闘病記は病名別に分類してあり、検索しやすい。医療関連

サイトへのリンク集も充実。

●日本病院患者図書館協会　http://www.jhpla.jp/
健康法や治療法などについて図書・雑誌・新聞を検索できる。

●国立がん研究センターのがん情報サービス　http://ganjoho.jp/public/index.html
●がん情報サイト　http://cancerinfo.tri-kobe.org/
米国国立がん研究所（NCI）が配信している世界最大最新の包括的がん情報データベースPDQ®（Physician Data Query）の日本語版をはじめとする、がんに関する最新情報を配信するサイト。
●MEDLINE 日本語ゲートウェイ　http://www.healthy.pair.com/
「MEDLINE」は医学分野で世界最大の文献データベース。１９６６年からNLM（米国国立医学図書館）でデータ収集が始まり、現在では、米国を中心に約70ヶ国から９００万件を超える文献が収録されている。
●福田一典「漢方がん治療」を考える……http://blog.goo.ne.jp/kfukuda_ginzaclinic
●がんサポート情報センター……http://www.gsic.jp/
●日本癌治療学会　がん診療ガイドライン……http://www.jsco-cpg.jp/top.html
●NCCN ガイドライン日本語版……http://www.tri-kobe.org/nccn/index.html
NCCN Clinical Practice Guidelines in Oncology™は、全米を代表とする21のがんセンターで結成されたガイドライン策定組織 NCCN（National Comprehensive Cancer Network）が作成し、年に1回以上改訂を行い、世界的に広く利用されているがん診療ガイドライン。
●国立癌研究センター　ガン予防・検診研究センター予防研究部……http://epi.ncc.go.jp/jphc/
●米国統合医療ノート……http://d.hatena.ne.jp/appleflower/

●Dr.William Li & The Angiogenesis Foundation……http://www.angio.org/
Dr LiEat to Defeat Cancer? Initiative……http://www.eattodefeat.org/
●Dr.Liの講演ビデオ……http://www.ted.com/talks/william_li.html
●INTEGRATIVE ONCOLOGY-ESSENTIALS (IOE). Dr. Brian Lawenda
http://www.integrativeoncology-essentials.com/
●Life Over Cancer　Dr. Keith Block……http://lifeovercancer.com/
●ＡＩＣＲ）American Institute for Cancer Research……http://www.aicr.org/
●ＷＣＲＦ）World Cancer Research Fund International (WCRF International)……http://www.wcrf.org/
●統合医療に関するＨＰ EmbodiWorks……http://www.embodiworks.org/
●Dr. Joseph Mercola……http://www.mercola.com/

本書は2006年小社より刊行された『がん治療を医者任せにするな!!』を大幅に書き改め、6章の食事療法を新たに書き加え刊行したものです。

がん「五人の名医」に生かされて
（光、空気、水、土、食物）

2006年12月21日　第1刷発行
2012年9月14日　改訂版　第1刷発行

著　者――――長友明美

発行人――――杉山　隆

発行所――――コスモ21
〒171-0021　東京都豊島区西池袋2-39-6-8F
☎03（3988）3911
FAX03（3988）7062
URL http://www.cos21.com/

印刷・製本――中央精版印刷株式会社

定価はカバーに表示してあります。

ISBN978-4-87795-237-2 C0047